JN105950

はじめに

首や肩のこり、腰痛などに続いて、悩んでいる人が多いのが手足のしびれです。

手のしびれは首だけ、足のしびれは腰だけからくるわけではないので、周辺の筋肉や靭帯《じんたい》などを体全体をつかい、ほぐすことが重要です。本書では、クリニックで「体操の処方箋」として患者さんに勧めている、背骨全体を整え、神経の圧迫を取り除くための「除圧体操」の数々を紹介しています。

薬は痛みを抑えるだけで、圧迫や狭窄《きょうさく》を治しているわけではありません。また、薬にはリスク【くすり⇅りすく】（副作用）もあります。手術は、圧迫部位や狭窄部位のみを治療するため、数年後には同じ体のつかい方により神経に圧がかかり、痛みやしびれが再発します。ですから安全安心で、お金と時間をかけず、いつでもどこでも簡単にできる「除圧体操」こそが、自分を治してくれる治療といえるのです。

清水整形外科クリニック院長　清水伸一

神経の圧迫を取り除く！
手足のしびれは自分で改善　1日1分「除圧体操」もくじ

1章　つらい症状の原因を知っておきましょう

2章 除圧体操で神経の圧迫を取り除きましょう

3章　手足のしびれを改善する日常生活の工夫

※効果には個人差があります。

装幀　村田　隆（bluestone）
イラスト　渡邉美里
編集協力　八木沢由香

組版　朝日メディアインターナショナル株式会社
撮影　安井勇吾（株式会社七彩工房）
モデル　早耶花（株式会社イアラ）
ヘアメイク　福井乃理子（シードスタッフ）
スタイリング　梅本亜里（シードスタッフ）
衣装協力　イージーヨガ（イージーヨガジャパン）
☎03-3461-6355

1章

つらい症状の原因を知っておきましょう

50代から しびれに悩む人が多くなる

中高年になると増える「手足のしびれ」

平成28年に実施された大規模「国民生活基礎調査」（厚生労働省）では、腰痛や肩こり、関節痛に次いで、手足のしびれを訴える人が多くなっていることがわかります。自覚症状としてしびれをあげている人は男性で全体の32・8％、女性で38・5％にのぼり、年代別に見ると、男女とも50代から急増していきます。60代になると5割、70代になると約8割が手足のしびれを感じており、生活の質にも影響しているであろうことがうかがえます。

実際「手指がしびれて物がうまくつかめない」「ピリピリが続いてストレスを感じている」「歩くと足がしびれて買い物がつらい」など、頑固なしびれに悩む声は少なくありません。

感じるしびれには4種類ある

しびれと聞いて、大半の方がイメージするのは正座を長時間したあとの足の感覚でしょう。足がふくらんだように感じられて知覚が麻痺《まひ》し、立とうとしても力が入らず、やがてじんじんピリピリとしてきて不快な感じがしばらく続く、あの状態です。

ひと口に「しびれ」と言っても起こる症状はいろいろです。日常の悩みのタネとなっているしびれの場合はとくに、その感じ方や症状の現れ方は人によってさまざまに異なります。

感覚の表現自体「じんじん」「ビリビリ」「ピリピリ」から「チクチク」「ザワザワ」まであり、感覚が鈍《にぶ》っている、熱さ冷たさを感じないことなどをしびれの症状として訴える人もいます。

また手足に力が入らない、自分の意思で手足を動かしづらいといった麻痺のような症状をしびれと感じる人もいます。

しびれは自覚的な症状です。そのため感じ方や訴え方も人によって変わってくるのです。

とはいえ「しびれ」としての訴えを大きく分けると、次のように4種類にまとめられるといってよいでしょう。

■異常感覚

何もしていないのに手や足にじんじん、ビリビリ、チクチクといった、電気が走ったような感覚が突然現れる。

■感覚過敏

皮膚の感覚が鋭敏になり、少し皮膚を触ったり叩かれたり、ちょっとした刺激でもしびれを強く感じる。

■錯《さく》感覚

冷たいものを触っても温かく感じるなど、通常とは異なる別の刺激として感じる。

■感覚鈍麻《どんま》

痛みや冷たさ・熱さといった温度感覚、皮膚に触った感覚などが鈍くなったり、まったく感じなくなったりする。

しびれは病気のサインであることも

正座をした、腕枕をした、同じ姿勢をずっと続けていた、ひじをぶつけたなど、日常生活の動作や姿勢が原因で起こる一時的なしびれは、時間が経てばおさまり、原因も明らかなことから心配するには及びません。

しかし突然起こるしびれの中には、しばらく経てば症状がおさまるものであっても、背後に病気が隠れている場合があります。とくに次のような症状がある時は、何らかの病気のサインであることが考えられます。

特定の動作をしたり姿勢をとったりするとしびれが起こる、一時的なしびれが何回も起こる、歩いているとしびれが起こり歩行困難になる、しびれがどんどん強くなる、体の片側だけ突然しびれが起こる、感覚の麻痺を伴う。このようなしびれに関しては、病気が原因である可能性が高いため、そのまま放っておいてはいけません。

しびれの中には命にかかわる病気が原因で起こるものもあります。しびれが長く続く、同じしびれが何回も続く、体の片側だけ起こるといった症状がある場合は、「たかがしびれ」と思わずに、はやめに医療機関を受診するようにしましょう。

しびれはどうして発生するのか？

しびれの発生の多くは神経の圧迫

私たちが手足や皮膚で感じたさまざまな情報は、神経を通して電気信号として脳に届けられ、また脳からのさまざまな指令も神経を通して体の各部に届けられます。神経は、体のあちらこちらに網の目のように張り巡らされており、脳と体の各部とを電気信号でつなぐ情報伝達ネットワークとして機能しています。生命維持や動く、考えるといった日常の活動・行動も、神経があるからこそできているのです。

神経は大きく「中枢《ちゅうすう》神経」と「末梢《まっしょう》神経」の2つに分かれます。

私たちが背骨と呼んでいる脊椎《せきつい》の中には、「脊髄《せきずい》」という神経の束が通っていて、上部は脳につながり、下部は腰のあたりで馬の尻尾のように広がっています。この脊髄と脳を合わせたものが中枢神経です。

水平断面図（頸椎）

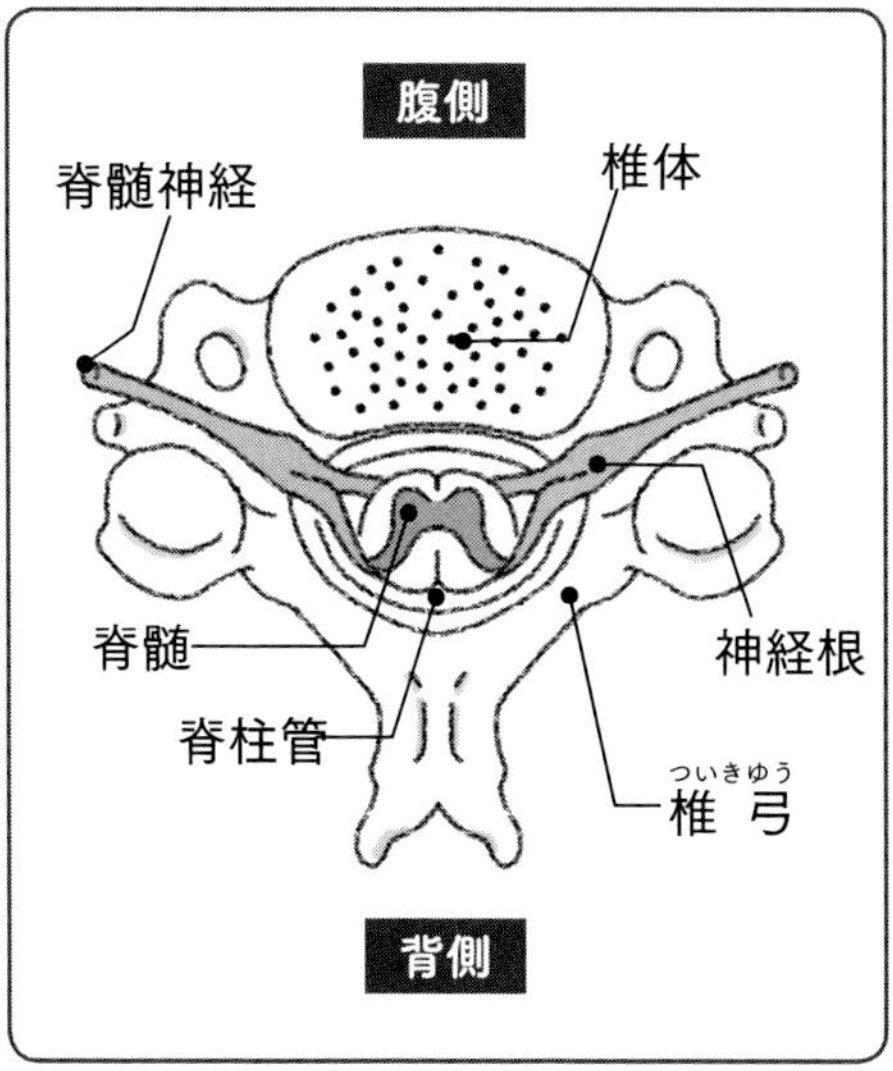
腹側
脊髄神経
椎体
脊髄
神経根
脊柱管
椎弓《ついきゅう》
背側

縦の断面図

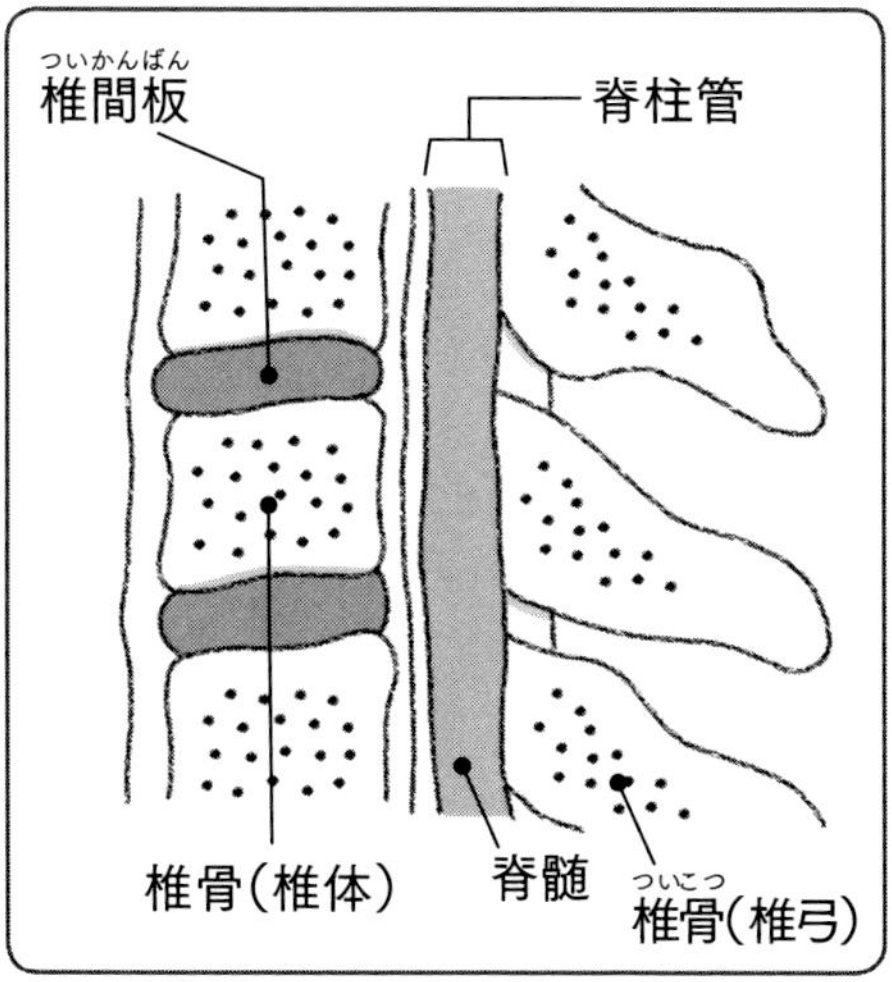
椎間板《ついかんばん》
脊柱管
椎骨(椎体)
脊髄
椎骨《ついこつ》(椎弓)

横から見た状態

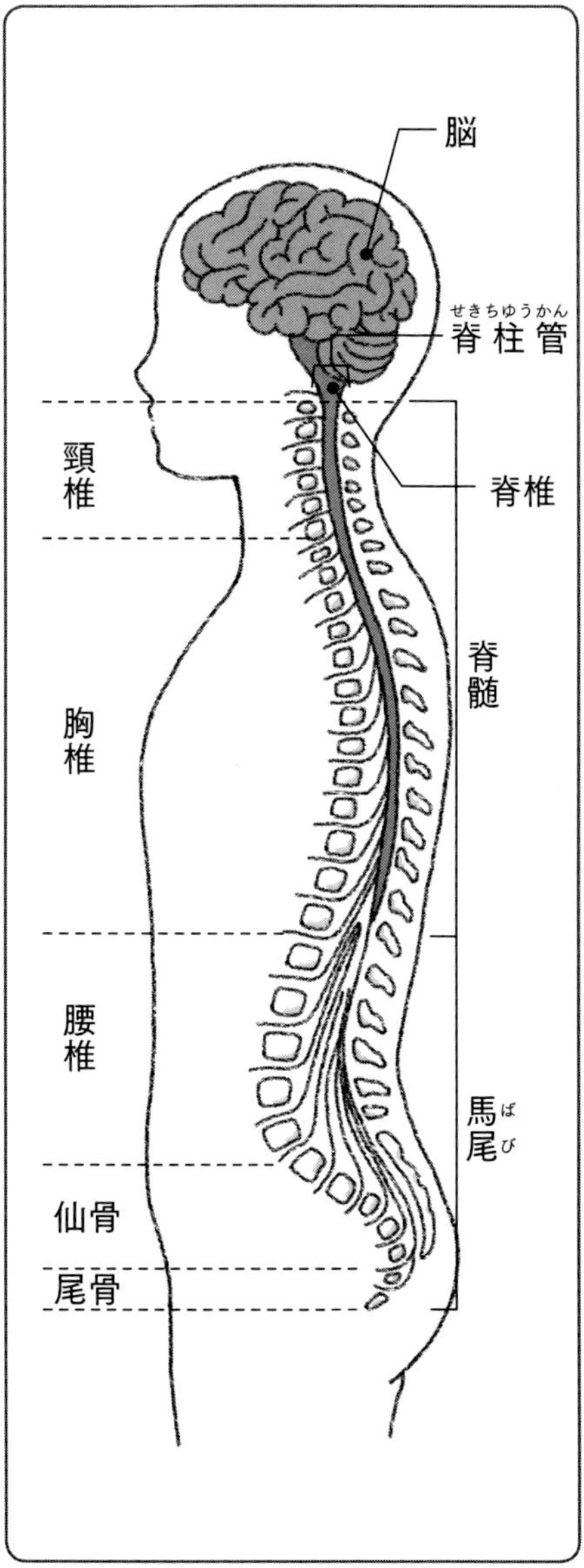
脳
脊柱管《せきちゅうかん》
頸椎
脊椎
脊髄
胸椎
腰椎
馬《ば》尾《び》
仙骨
尾骨

中枢神経からは、枝分かれした末梢神経が全身にくまなく伸びています。脊髄とつながる末梢神経の根元の部分は「神経根」と呼ばれ、その先は枝が広がるようにして体の隅々に張り巡らされています。

体が感じた情報は末梢神経から脊髄を通って脳に伝わり、脳からの指令は脊髄を通じて末梢神経に届けられるというのが情報伝達の仕組みです。

この伝達ネットワークのどこかで何らかの障害により神経が圧迫されると、電気信号が乱れたり、伝わり方が遅くなったり、途切れたりして、異常な刺激情報が脳に送られます。それが「しびれ」として感じられるのです。

しびれのほとんどは脊髄もしくは神経根を含む末梢神経の圧迫によるもので、どの部分の神経が障害されているかで、しびれが起こる場所は違ってきます。

脊椎《せきつい》（背骨）は、頸椎《けいつい》（首）、胸椎《きょうつい》（胸・背中）、腰椎《ようつい》（腰）、仙骨《せんこつ》の大きく4つの部分に分かれており、支配する領域が違います。またそれぞれの部分から末梢神経が伸びています。そのため、たとえば頸椎や頸椎から伸びる末梢神経が圧迫されると肩・腕や手・指に、腰椎と腰椎から伸びる末梢神経が圧迫されると、お尻から足先にかけてしびれを感じるようになるのです。

中には脳や血管に問題がある場合も

ただし、しびれは神経の圧迫からくるものだけではありません。中には動脈硬化や血管の炎症など、血管に障害が起こることで血流が悪くなり、それが原因でしびれが起こることもあります。

また脳に病気があり、それが原因でしびれとなることもあります。脳の血管が詰まる、脳の血管が破れる、脳に腫瘍《しゅよう》ができるなど、脳に何らかの問題があることでしびれが生じている場合は、命にもかかわってくるため注意が必要です。

しびれている部分が冷たい、体の片側だけしびれる、運動麻痺を伴うといった症状があるようなら脳や血管の障害が原因である可能性が高いと考えましょう。

ほかに糖尿病といった内科的な病気、うつ病、更年期障害、パニック障害、ストレス過多といった心因性の問題でもしびれを感じることがあります。

このように「しびれ」には重篤《じゅうとく》な病気が隠れていることもあります。しびれのほかに麻痺を伴う痛み、長時間のしびれや痛み、頭痛、吐き気など気になる症状がある時は、危険のサインと捉えることも大切です。

手足がしびれる部位と原因

原因によってしびれや痛みの出現する部位は変わる

しびれは、しびれる部位によって原因となっている病気も違います。

前述したように体の片側だけしびれが起こる、言語機能や運動機能にも異常があるといった場合は脳の病気が原因と考えられますし、脊椎や中枢神経である脊髄の病気が原因となっている場合も、頸椎（首）、胸椎（胸・背中）、腰椎（腰）、仙骨のどこが障害されているかで、しびれや痛みの出現する部位が変わってくるからです。

しびれを招く原因はいろいろあるため、どこに原因があるかを見極めるのはなかなか難しいのですが、ひとつの目安として、しびれが生じる部位とその原因となっている病気の主だったものを図解で紹介しておきます。

しびれる主な部位とその原因

【上半身】

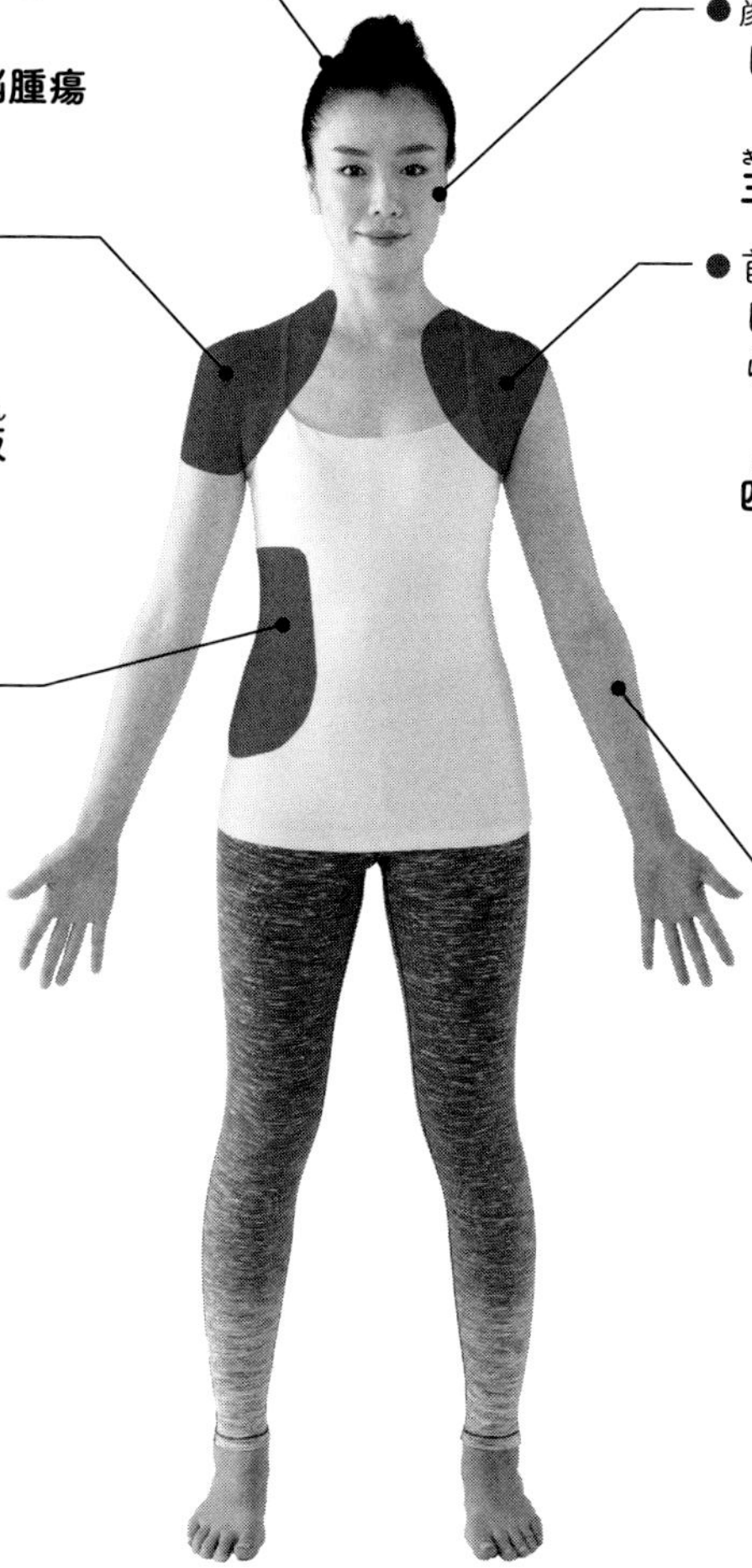

●体の片側全体がしびれる、顔の片側とその反対側の体にしびれがある

↓

脳梗塞・脳出血・脳腫瘍

●顔面の片側がビリビリしびれる

↓

三叉《さんさ》神経痛

●首から腕にかけて激痛が走り、指先がしびれる

↓

頚椎症・頚椎椎間板《けいついついかんばん》ヘルニア

●首とその周辺に痛みとしびれがあり肩が上がらない

↓

四十肩《しじゅうかた》・五十肩《ごじゅうかた》

●体をひねる、物を持ち上げるなどの動作で、あばら骨に沿って腕やわき腹がしびれる

↓

肋間《ろっかん》神経痛

●肩から腕にかけてしびれ、腕を上げると強まる

↓

胸郭出口《きょうかくでぐち》症候群

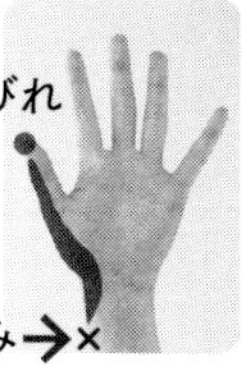

●手首から親指がしびれる

↓

腱鞘《けんしょう》炎（ドケルバン病）

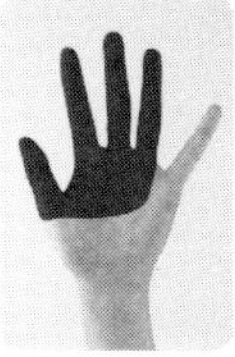

●親指の半分、人差し指、中指、薬指がしびれる

↓

手根管《しゅこんかん》症候群

しびれる主な部位とその原因

【背中側上半身と下半身】

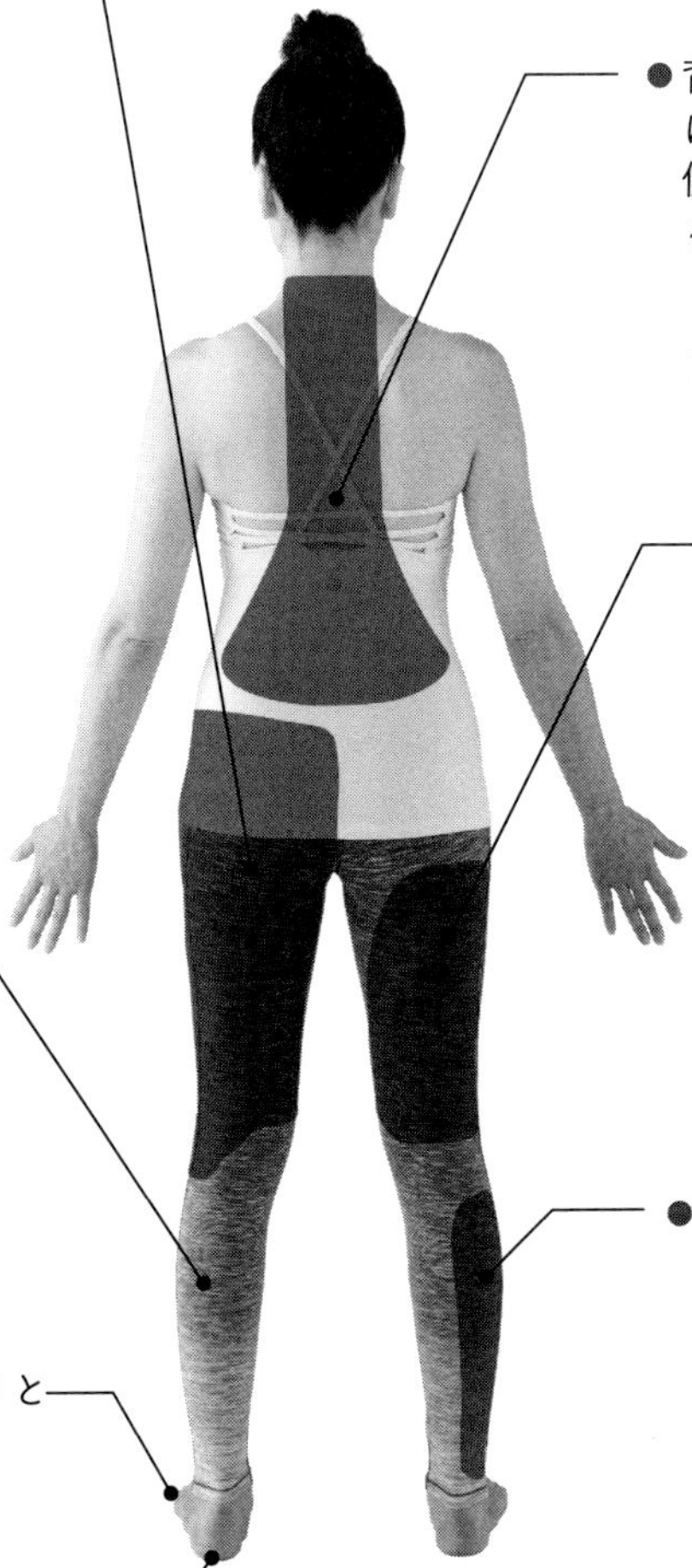

●お尻から太ももの後ろ、
または足首にかけて
しびれる
↓
腰椎椎間板ヘルニア・
腰椎変性すべり症・
脊柱管狭窄症

●背中から腰、お尻
にかけて背骨の両
側がしびれ、重だ
るさが続く
↓
筋筋膜性《きんきんまくせい》腰痛症

●お尻から太ももの
裏側がしびれる
↓
梨状筋《りじょうきん》症候群

●眠っている時、
ふくらはぎに
急な激痛が起こる
↓
こむら返り
（突発性けいれん／
有痛性筋けいれん／
腓腹筋けいれん）

●ひざ下の外側から足の
甲にかけてしびれ、
異常感覚がある
↓
腓骨《ひこつ》神経麻痺

●足指がピリピリと
しびれる
↓
糖尿病

●足趾《そくし》、足底がピリピリじんじんする
↓
悪化すると靴下型に広がる
異常感覚・感覚鈍麻になる（手も指から手袋型に広がる）

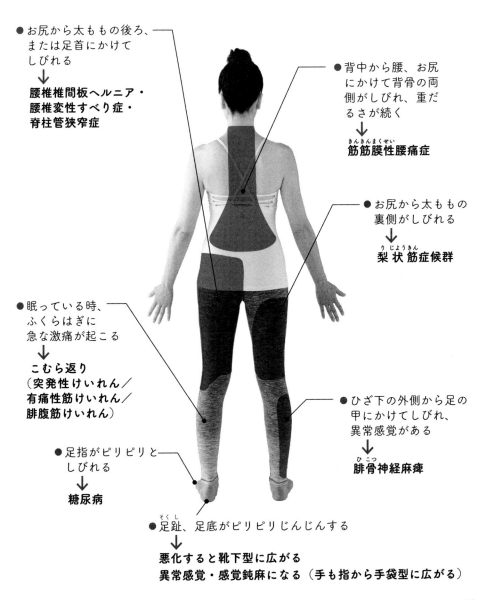

そのほかのしびれる部位とその原因

頸椎《けいつい》骨化症

●前後に首を動かしにくくなり、手指がしびれて細かい作業ができない

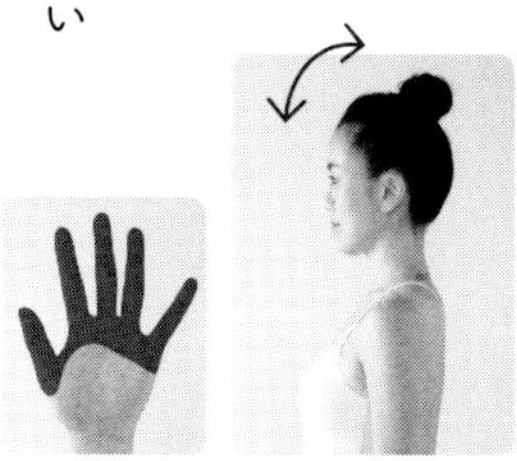

後頭《こうとう》神経痛

●後頭部や耳の後ろ側にチクチクした痛みが数分〜数時間続く

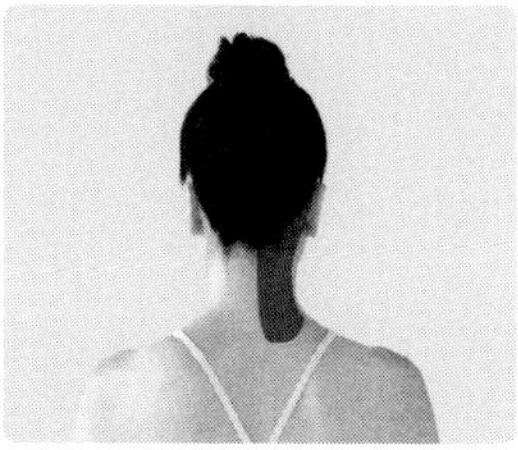

異常感覚性大腿《だいたい》皮《ひ》神経痛

●太もも中央から外側にかけてビリビリとしびれ、座ると症状が強くなる

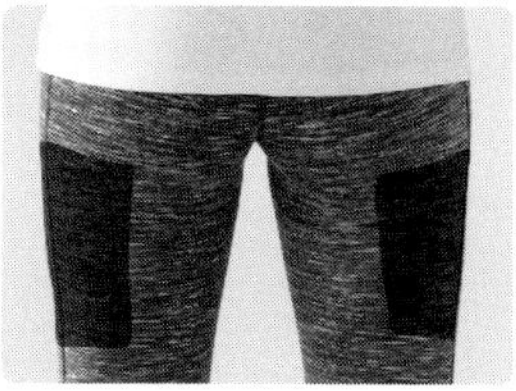

肘《ちゅう》部《ぶ》管《かん》症候群

●主に利き腕の小指と薬指がしびれ、まっすぐ伸ばせない

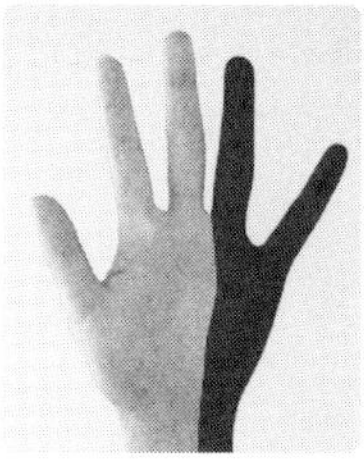

狭心症《きょうしんしょう》・心筋梗塞《しんきんこうそく》

●胸の中央から左胸にかけての放散痛※、左肩から腕にかけてしびれる

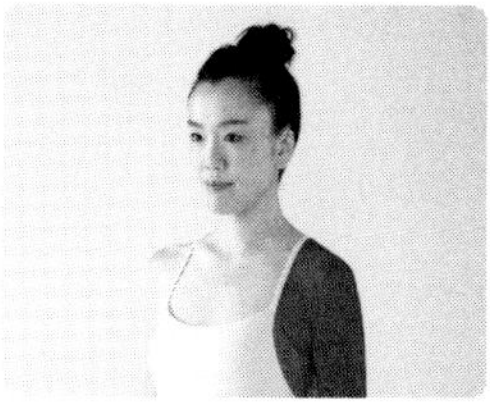

閉塞性《へいそくせい》動脈硬化症

●歩行中にふくらはぎを中心として冷感を伴うしびれ・痛みが起こり、数分休むと治る

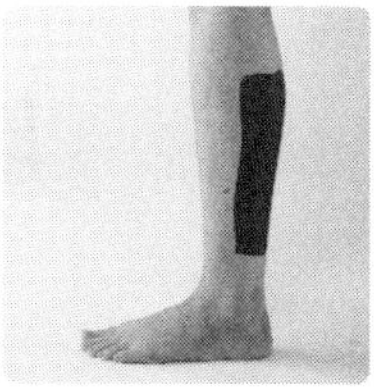

足根管《そっこんかん》症候群

●親指の裏側から土踏まずまで響くようにしびれる

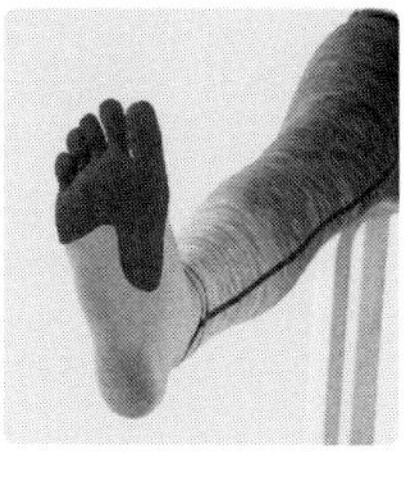

脊髄《せきずい》や脊椎《せきつい》の腫瘍

●手足や腰の広い部分に麻痺を伴うしびれ・痛みが起こる

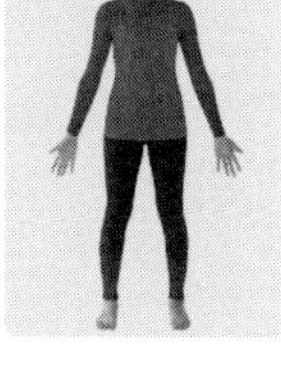

肺がん

●左右どちらかの上腕内側に、えぐれるようなしびれや痛み、頸部、肩甲骨、前胸部に放散するような痛みがある

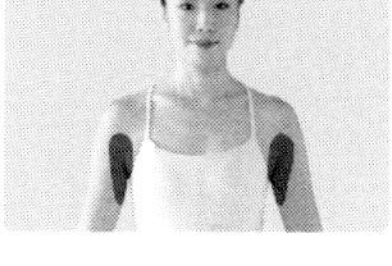

※放散痛…病気の原因部位とまったくかけ離れた部位に現れる痛みのこと。

しびれを引き起こす主な病気①

大脳・脳幹・脳神経からくるもの

脳からくるしびれの症状は危険度が高い

脳の病気では左右どちらか半身のしびれ、動かしづらさ、ふらつき、頭痛、嘔吐《おうと》、ろれつが回らない、言葉が出てこない、人の言うことがわからない、物が二重に見える、もうろうとするなどが症状として出てきます。脳を原因とするものには次のような病気があります。

脳梗塞

高血圧や脂質異常症などで脳血管が細くなったり、血栓でふさがれたりして血管が詰まることで起こります。体の血栓が脳に飛んで脳血管を詰まらせることもあります。

脳出血

脳の血管が破れ、脳内に出血を起こします。あふれた血液が血腫《けっしゅ》という血の塊《かたまり》をつくり、脳内の神経細胞を圧迫することで障害が起きます。

脳腫瘍

脳や脳をとりまく組織に腫瘍ができる病気です。脳内が腫瘍に圧迫されて頭痛や吐き気、視力障害や意識障害などが出てきます。

脳炎

細菌やウイルスに感染して、脳が炎症を起こす病気です。発熱や頭痛、けいれん発作、眠気、しびれなどの症状が出ます。

三叉神経痛

顔が感じる感覚を脳に伝える三叉《さんさ》神経の障害で顔に痛みやしびれが起こります。脳腫瘍が原因となって起こることもあります。

しびれを引き起こす主な病気②

脊髄・脊髄神経根からくるもの

背骨の異変によってしびれ・痛みが生じる

脊椎（背骨）に変形や異変が起こり、それによって脊髄が圧迫されて、しびれや痛みを引き起こすものです。中でも、頭を支える頸椎（首）、上半身の重さを支える腰椎（腰）に障害が起こりやすくなります。

脊椎症

骨と骨の間にある椎間板が薄くなり、骨同士の結合が弱くなることで、それを補強しようと脊椎の端に小さなトゲのような「骨棘《こつきょく》」ができるのが脊椎症です。椎間板の機能がさらに落ちてくると「骨棘」が脊髄を圧迫するようになり、しびれなどが生じます。進行すると頸椎症性脊髄症や腰部脊柱管狭窄症につながっていきます。

椎間板ヘルニア

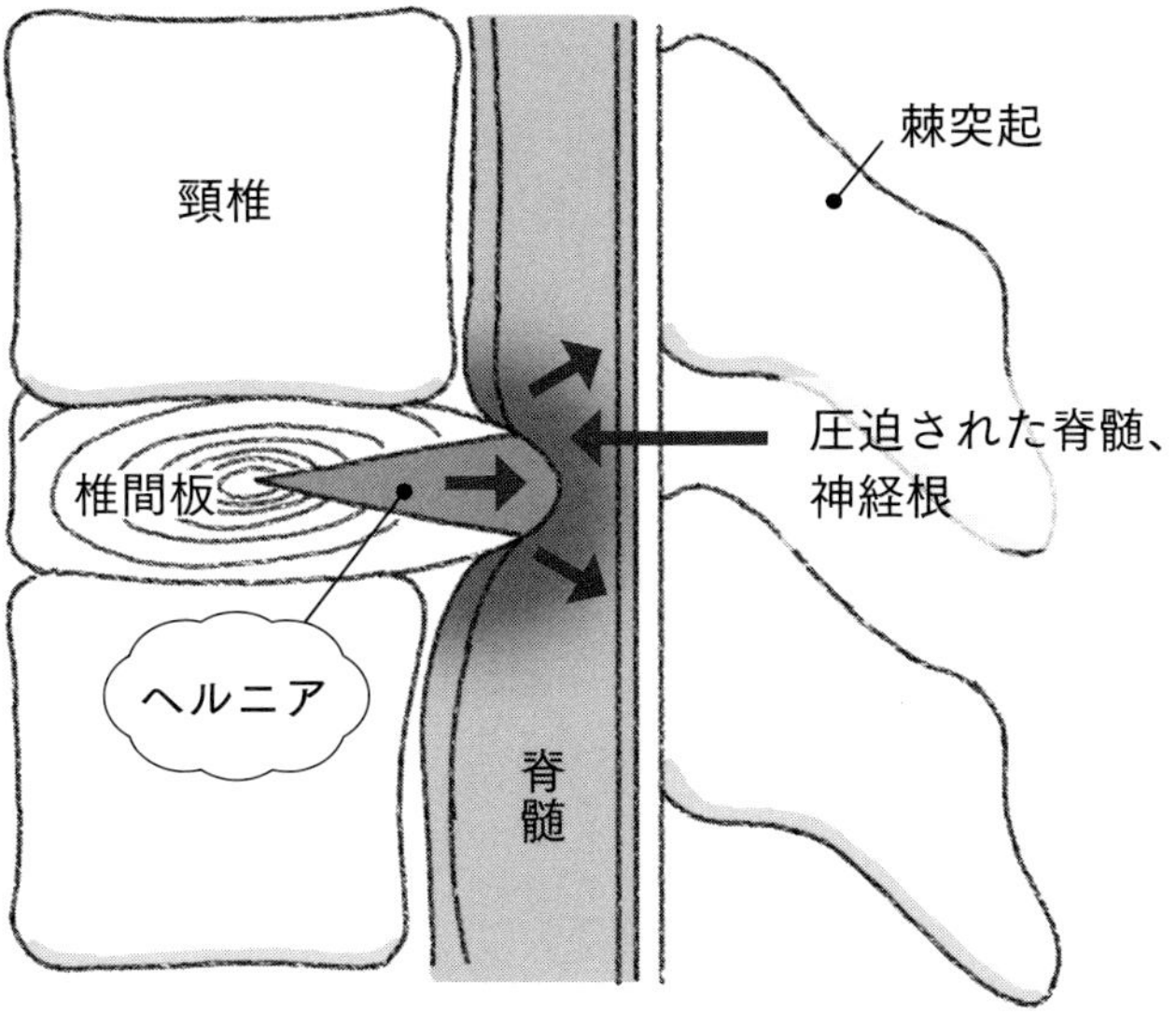

脊椎椎間板ヘルニア

骨と骨の間の椎間板が、老化などで本来の位置からはみ出した状態をいいます。はみ出した部分が脊髄を圧迫することでしびれや痛みを起こします。首に起こると頸椎椎間板ヘルニア、腰に起こると腰椎椎間板ヘルニアと呼ばれます。

脊柱管狭窄症

脊髄神経の通り道である脊柱管が変形して狭くなり、脊髄神経を圧迫する病気です。

脊柱管狭窄症の3つのタイプ

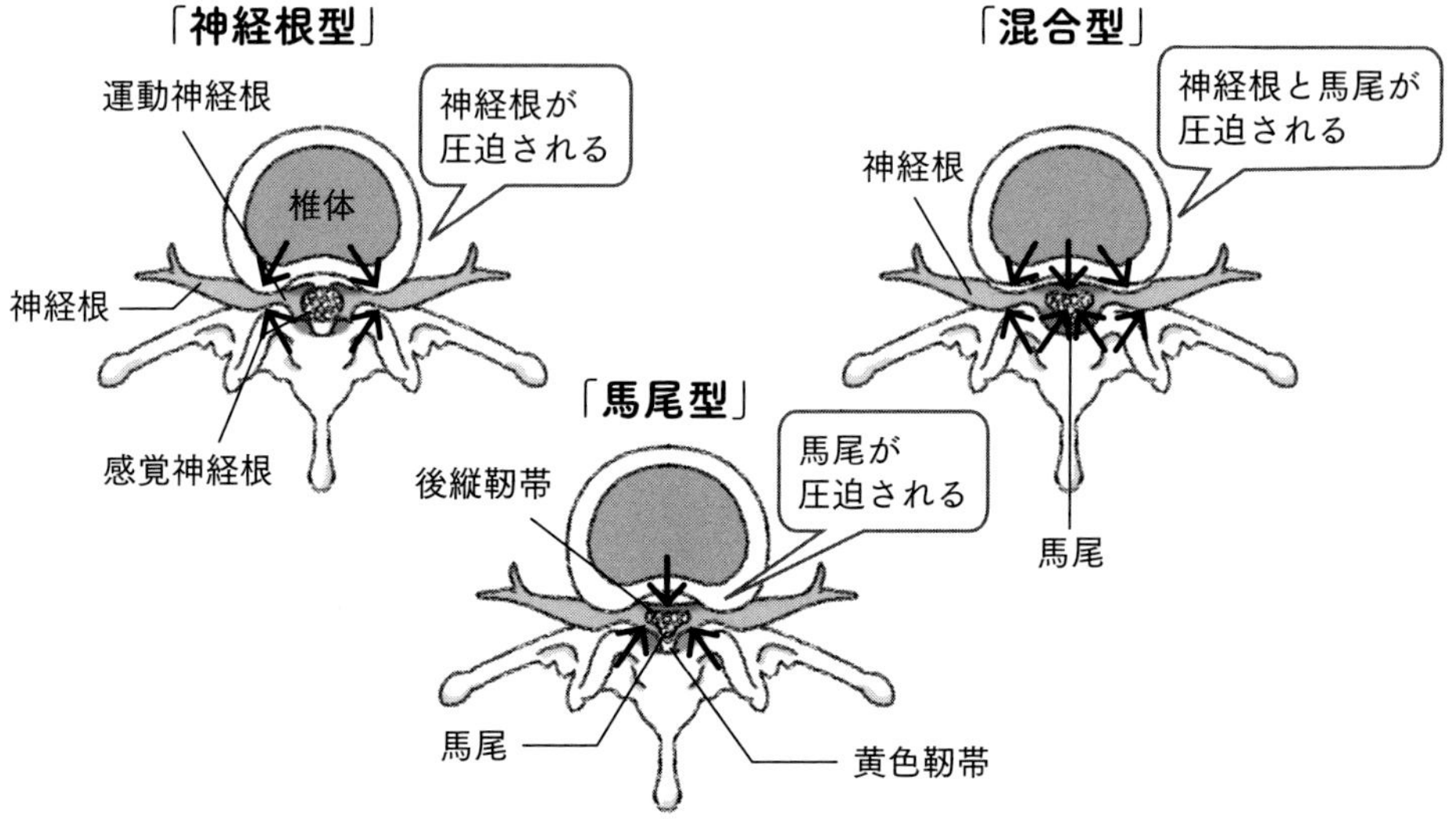

「神経根型」
運動神経根
神経根が
圧迫される
椎体
神経根
感覚神経根
「混合型」
神経根と馬尾が
圧迫される
神経根
馬尾
「馬尾型」
後縦靭帯
馬尾が
圧迫される
馬尾
黄色靭帯

主に、「骨棘《こつきょく》」が脊柱管に突き出て狭くなる、椎間板がはみ出て狭くなる、肥厚した靭帯《じんたい》が脊柱管内部にせり出してくるなどの原因があります。

背骨の中でも腰部に起こりやすく、神経の圧迫部位によって「神経根型」「馬尾《ばび》型」「混合型」の3タイプがあります。現れる症状としては、臀部《でんぶ》から足にかけてのしびれや痛み、足裏の異常感覚、歩いているとしびれ・痛みが起こってこま切れにしか歩けなくなる「間欠跛行《かんけつはこう》」など、症状は人によって千差万別です。また、排泄障害が起こることがあります。体と心は一体なので、痛みやしびれのストレスから抑うつになることもあります。

腰椎すべり症

腰部の骨と骨が前後のどちらかにずれる病気です。すべりが大きくなると、腰椎のぐらつきから腰痛が起きたり、脊柱管を狭めて脊柱管狭窄症につながったりしやすくなります。

脊柱《せきちゅう》靱帯《じんたい》骨《こつ》化《か》症《しょう》

脊椎を支える靱帯が骨のように硬く、厚くなる病気です。それによって脊柱管を狭め、脊髄を圧迫してしびれ症状を起こします。

脊椎腫瘍・脊髄腫瘍

脊椎や、脊髄内部その周辺に腫瘍ができる病気です。病状が進行すると安静時でもしびれや痛みを感じるようになります。

ほかに「脊髄梗塞」「脊髄動静脈奇形」「脊髄硬膜動静脈瘻《ろう》」「多発性硬化症」「脊髄炎」「亜《あ》急性《きゅうせい》連合性脊髄変性症」「ＨＴＬＶ－１関連脊髄症」という病気もあります。

しびれを引き起こす主な病気③

特定の末梢神経で起こるもの

末梢神経と関連する部位に部分的に起こることが多い

特定の末梢神経の障害で起こる病気には、次のようなものがあります。

手根管症候群

手首の手のひら側にある正中《せいちゅう》神経が通るトンネル状の空間「手根管《しゅこんかん》」が狭くなり、正中神経が圧迫されることで起こる病気です。女性に多く見られ、親指から薬指の範囲で痛みやしびれが起こり、手指を使った細かな作業がしづらくなります。

肘部管症候群

ひじの内側にある肘部管《ちゅうぶかん》が狭くなり、中を通る尺骨《しゃっこつ》神経が圧迫されて、薬指と小指のあたりにしびれや痛みが生じる、男性に多く見られる病気です。

胸郭出口症候群

第一肋骨と鎖骨の隙間（胸郭出口《きょうかく》）が狭くなり、中を通る神経や血管が圧迫されて、肩口から腕にかけてしびれが起こります。なで肩の若い女性、腕を上げることが多い職業の人に多く見られます。

腓骨神経麻痺

坐骨神経から分かれ、太ももの裏からひざの外側を通り、足の甲へと続く腓骨《ひこつ》神経が圧迫されて、ひざ下から足の甲にしびれが起こります。

足根管症候群

ふくらはぎの後ろ、内くるぶしの下から足の裏を走る後脛骨《けいこつ》神経の圧迫から、足底《そくてい》（足の裏）から足趾《そくし》（足の指）にかけてだけしびれるのが、足根管《そっこんかん》症候群です。きつい靴を履いたあとなどに起こりやすくなります。

しびれを引き起こす主な病気④

複数の末梢神経が障害されて起こるもの

全身の病気を原因として起こるものが多い

両方の手足にしびれがあるような場合、内科関連の病気によって末梢神経の炎症が多発的に生じ、しびれ症状となっている可能性もあります。内科系でしびれが出やすい病気には主に次のようなものがあります。

糖尿病

血中に糖が大量にあふれることで、毛細血管が詰まり、神経に酸素や栄養が運ばれなくなって末梢神経が障害されます。手袋や靴下をつけているようなしびれ感覚が、左右の手のひらや足先などの末端部分だけに起こる場合は、糖尿病からきているしびれの可能性があります。

血管炎

膠原病《こうげんびょう》関連疾患（結節性多発動脈炎《けっせつせいたはつどうみゃくえん》、関節リウマチ、全身性エリテマトーデスなど）、バージャー病（閉塞性血栓血管炎《へいそくせいけっせんけっかんえん》）といった血管の炎症を伴う病気は、炎症によって血行が悪くなることからしびれが起こります。しびれる部分が冷たくなっている点が特徴です。

これ以外にも尿毒症、ビタミン欠乏、重金属・農薬・有機溶剤などによる中毒、抗がん剤の服用といったものが要因で複数の末梢神経《まっしょうしんけい》が障害され、しびれが生じることがあります。

また電解質異常（血中の水分・塩分のバランスの崩れ）、過換気《かかんき》症候群（ストレスによる過呼吸の状態）、下肢静止不能症候群《かしせいしふのうしょうこうぐん》（下肢にむずむずとした不快な症状を感じる病気）なども、しびれ症状を起こすことがあります。

心配な時は何科を受診すればいい？

しびれに対応している診療科は主に３つ

しびれを招く原因にはいろいろありますが、しびれを伴う病気を扱っている診療科としては、主に「神経内科」「脳神経外科」「整形外科」の３つがあります。「神経内科」は、神経に関する病気を専門に扱う診療科で、脳、脊髄、末梢神経、筋肉の異常をすべて調べて治療を行います。「脳神経外科」は脳動脈瘤《りゅう》や脳腫瘍など、外科的手術を必要とする病気を専門としています。

「整形外科」は、骨や関節、筋肉の異常を専門とし、脊椎や脊髄、単体の末梢神経の障害が疑われる病気を治療します。

また近年は、しびれの診断と治療を専門に行う「しびれ外来」も増えています。

受診科を選ぶ目安

- 糖尿病などの基礎疾患がある → **担当医やかかりつけ医に相談**
- どこを受診すればよいかわからない → **かかりつけ医または神経内科・しびれ外来**
- 突然のしびれや体の片側だけのしびれ、麻痺を伴う、話しにくいなどの症状がある → **神経内科または脳神経外科**
- 手や腕、腰から下のしびれ・痛み、姿勢で症状の強さが変わる、間欠跛行《かんけつはこう》がある → **整形外科**

受診科がわからない時はかかりつけ医にまず相談を

糖尿病などの基礎疾患がある場合のしびれは、まず担当医やかかりつけ医に相談してみてください。しびれの原因がよくわからない、どこを受診すればよいのかわからないという時も、まずはかかりつけ医に相談してみましょう。

かかりつけ医がとくにいない方は、神経内科や「しびれ外来」を受診するとよいでしょう。突然のしびれや片側だけのしびれ、麻痺などを伴う場合は、迷わず神経内科か脳神経外科を受診してください。

本書で改善を目指すのは「整形外科領域」のしびれ

大元は背骨のゆがみや変形

脳や内臓の疾患に起因するものではないしびれは、私が専門とする整形外科の領域に原因があると考えられます。26ページで紹介している「脊髄・脊髄神経根」と「特定の末梢神経」からくる病気が整形外科の領域と考えていただくとよいでしょう。

ご存じのとおり、整形外科は骨、関節、筋肉といった運動器の病気や故障を扱う診療科です。整形外科領域のしびれは、引き起こされる原因がはっきりしていて、大元は脊椎（背骨）のゆがみや変形です。

脊椎は体全体を支える大切な屋台骨です。そこにゆがみや変形が生じれば、体のあちこちにひずみ、ゆがみなどの障害が出てくることは言うまでもありません。痛みはもちろん、手や足に起こるしびれ症状も脊椎からきていると、まずは理解しておいてください。

体を支える背骨の仕組み

脊椎は「椎骨」と呼ばれる小さな骨が積み重なって構成されており、首から腰にかけてゆるやかなS字カーブを描いています。これは、荷重負担や衝撃をうまく分散できるようにするためです。

ゆるやかなS字カーブはバネのように機能して上下からの衝撃を吸収し、それぞれの椎骨が前後左右に柔軟に動くことでバランスを保てるようになっています。1か所に強い力が加わってもそれをしなやかに受け止めて、衝撃や負担をうまく緩和させることができる非常に合理的なデザインになってい

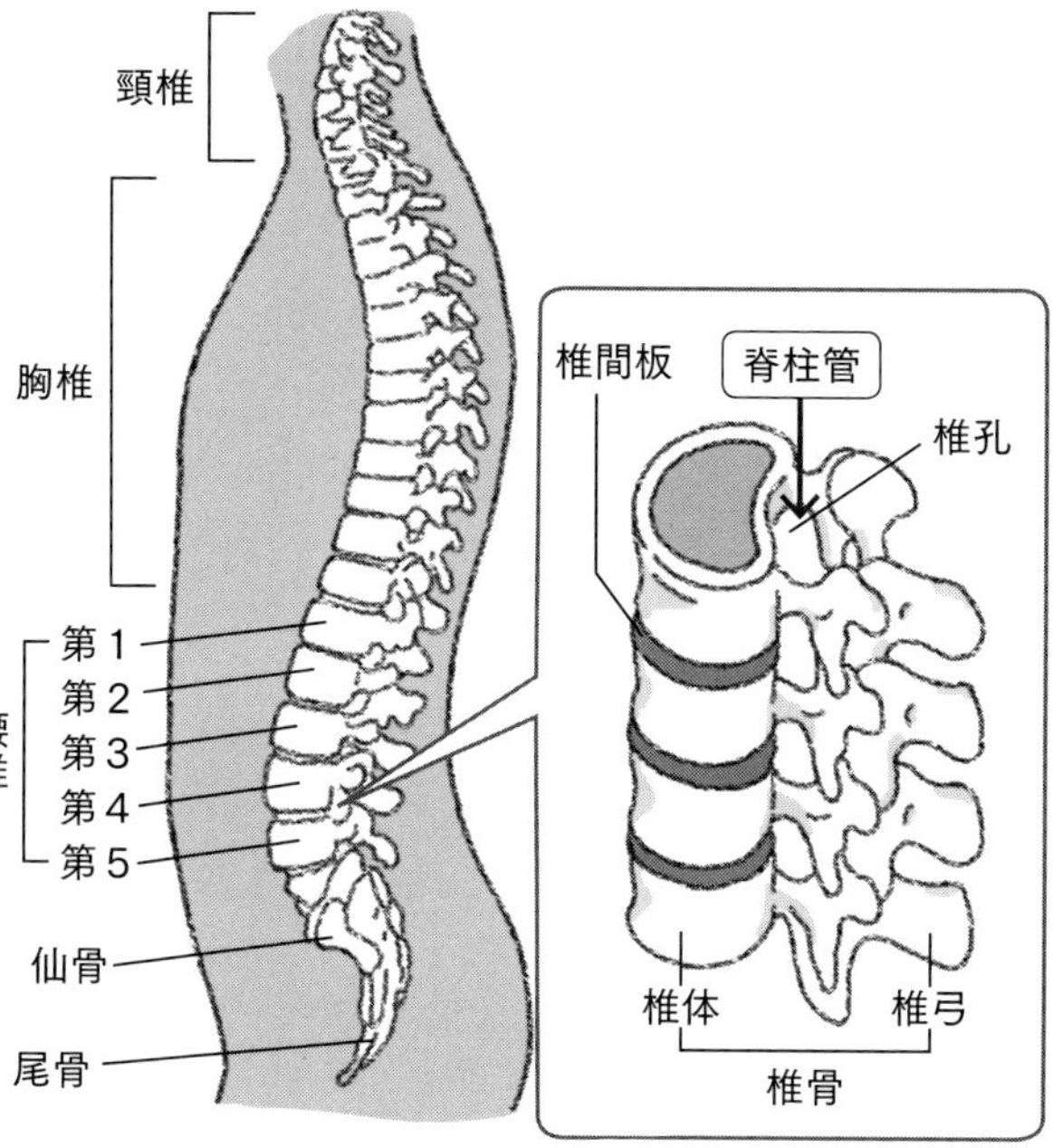
頸椎
胸椎
腰椎
第1
第2
第3
第4
第5
仙骨
尾骨
椎間板
脊柱管
椎孔
椎体
椎弓
椎骨

るのです。
小さな骨が積み重なってゆるやかなカーブを描いているからこそ、人間は重い頭を乗せながら、直立して活発に活動したり、さまざまな運動や動作を行ったりすることができるわけです。

さらに小さな椎骨の構造を見てみると、中央には「椎孔《ついこう》」という小さな穴が開いています。この穴が中枢神経である脊髄の通り道で、椎孔が連なることで背骨全体にできたトンネルを「脊柱管」と呼び、脊髄から椎間孔を通って末梢神経が出ています。

神経の束《たば》である脊髄は、人間のあらゆる機能や活動の維持に大変重要な役割を果たしています。そのため損傷が起きないように脊柱管によって保護されているのですが、外部からの強い衝撃や日常の悪い姿勢・動作の積み重ねによってS字カーブが消失し、あるいは崩れることで脊髄が圧迫されたり、脊髄から伸びる末梢神経の根元(神経根)が圧迫されたり、末梢神経に支障が出たりして、手足のしびれや痛みが生じます。

したがって整形外科領域での手足のしびれを改善するには、脊椎のゆがみ・ひずみを正していくことが大切になってきます。

前屈み姿勢が招く異変と引き起こされる症状

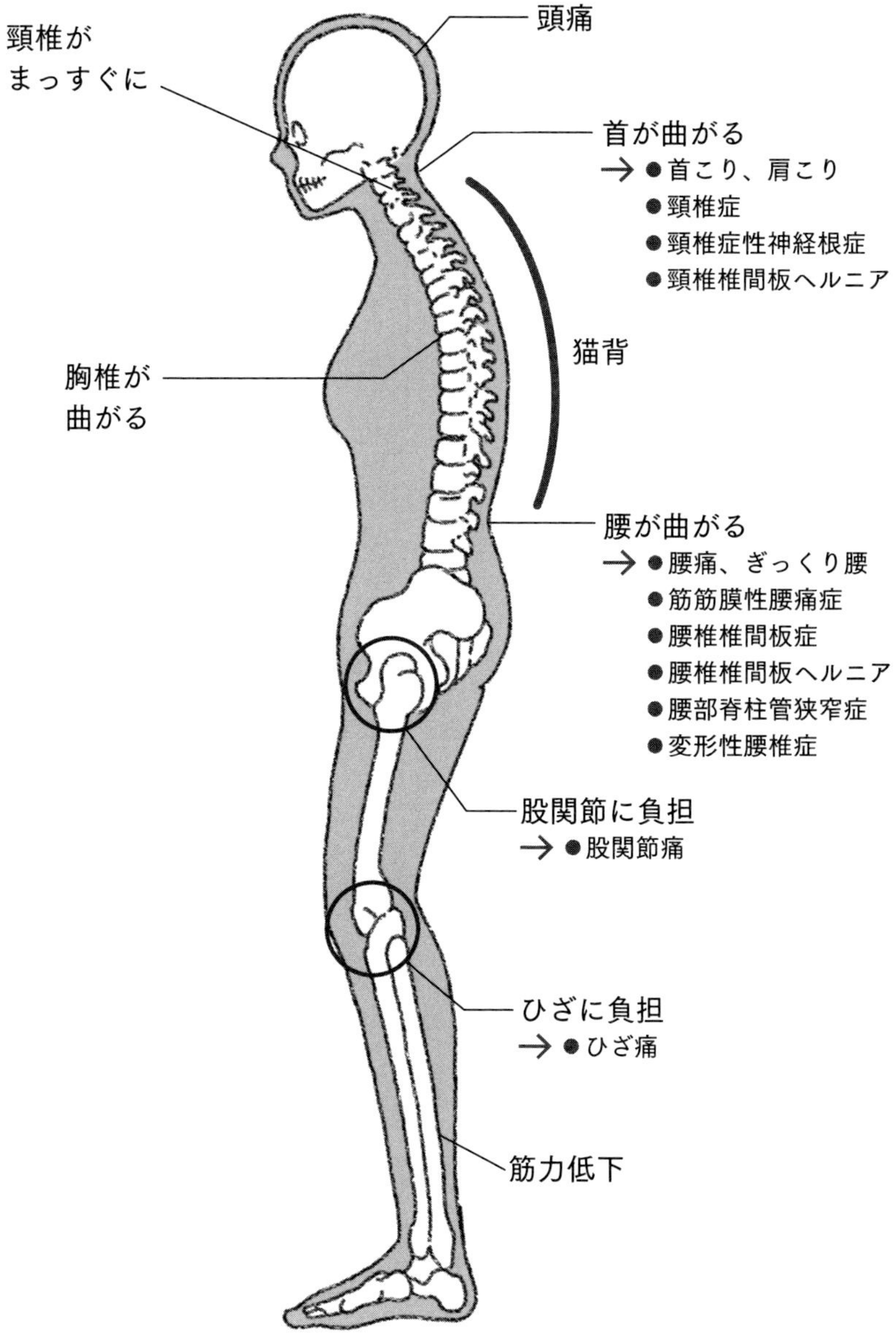
頭痛
頸椎が
まっすぐに
首が曲がる
→ ●首こり、肩こり
●頸椎症
●頸椎症性神経根症
●頸椎椎間板ヘルニア
猫背
胸椎が
曲がる
腰が曲がる
→ ●腰痛、ぎっくり腰
●筋筋膜性腰痛症
●腰椎椎間板症
●腰椎椎間板ヘルニア
●腰部脊柱管狭窄症
●変形性腰椎症
股関節に負担
→ ●股関節痛
ひざに負担
→ ●ひざ痛
筋力低下

首こり・肩こりを甘く見てはいけない

首の不調は全身へと及ぶ

現代はじつに多くの方が首のこり、肩のこりを抱えています。しかし、つらさを感じていても「ただのこり」と捉えられて、湿布やマッサージでその場しのぎ的に対処されることがほとんどです。

けれども「ただのこり」で済ませていると、症状がどんどん悪化して、やがては頚椎の脊柱管狭窄症や椎間板ヘルニアといった病気にまで発展してしまいます。

しかも首に不調や病気があると首だけに留《とど》まらず、やがては背中、腰へと悪影響が及びます。なぜなら脊椎はつながり、連動しているからです。そのため首の不調から腰部脊柱管狭窄症や腰椎椎間板ヘルニアになっていくこともあるのです。「たかがこり、されどこり」、こりをバカにしてはいけないのです。

「うなじ猫背」の人が増えている！

近年とくに増えているのが首の骨の異変です。頸椎を横から見ると、前方にゆるやかなカーブを描いているのですが、このカーブがなくなり、棒のような状態になってしまっているのが「ストレートネック」です。さらに頸椎全体が前方向に丸まって、首の骨自体が猫背になっている「うなじ猫背」状態の方も急増しています。

首のゆるやかなカーブが崩れたり、なくなったりしてしまうと、5〜6キログラムもある頭からの荷重を分散できなくなり、首や肩の筋肉に負担が生じます。これが首こり・肩こりです。

さらに首こり・肩こりを放っておくと首まわりの動きが固定化され、胸から上が前屈《かが》みになって体の重心が前方にずれます。その影響は「曲がり胸椎《きようつい》（猫背）」「腰曲がり」と脊椎全体に及びます。

背骨のゆがみは家の柱が傾くようなもの。柱が傾くと狭窄症やヘルニアなどさまざまな病気を招き、中を通る電線（神経）も引っ張られてショートしてしまいます。それがしびれや痛みの症状となっていくのです。

しびれと女性ホルモンとの関係性

50歳を過ぎた女性はホルモン減少もしびれの要因に

女性は男性と比べて筋肉が弱く、関節が柔らかいといった特徴があります。また出産、育児、家事、介護など、日常生活で前屈み姿勢になる機会も男性より多いのが一般的です。その分、腰痛、手・指の変形や痛み、しびれといった症状が男性以上に出やすくなります。加えて閉経で女性ホルモンが減少し、ホルモンバランスが崩れることも、しびれの発症と無関係ではありません。女性ホルモンのエストロゲンには、女性の体を妊娠可能にするだけでなく、女性の体を守るさまざまな働きや役割があります。それが減少することによって、肥満や骨粗鬆症《こつそしょうしょう》や筋肉硬化、靭帯の骨化・肥厚といったことでしびれにつながる病気を起こしやすくなってしまいます。

骨粗鬆症も起こりやすくなる

たとえば血管の柔軟性を保つ、軟骨の代謝を促進させる、関節や靱帯や腱《けん》のしなやかさを保つ、骨密度を高めるなども、エストロゲンの働きによるものです。

女性ホルモンの分泌が減ると、血管の収縮や拡張がうまく調節できなくなり、血行不良による首・肩のこり→前屈《まえかが》み姿勢→体の重心のズレ→頸椎や腰椎の病気といった流れにつながりやすくなります。

また関節部分の軟骨が減ったり、動きが悪くなったり、靱帯が肥厚したりすることで、手根管症候群も出やすくなります。手指のしびれや変形を伴う手根管症候群が女性に多く起こりやすいのも、エストロゲンの減少が関係しているのです。そして骨密度が低下することで骨粗鬆症が進み、骨ももろくなります。そのため、ちょっとした衝撃で骨折し、自分の体の重みによっていつの間にか椎骨がつぶされて、変形や圧迫骨折を招いたりすることもあります。

それが脊椎症、脊柱管狭窄症、変性すべり症、椎間板ヘルニアにつながっていくケースは少なくないため、シニア女性はとくに日頃の姿勢や動作に注意が必要です。

こんな生活は神経を圧迫させる

「うつむき姿勢」「あご出し姿勢」が問題

首や腰の骨の異常や異変から起こるしびれ症状は、骨の老化や手のつかい過ぎといった要因もあるものの、多くは「姿勢の悪さ」が原因になっています。脊椎のS字カーブを崩してしまうような前屈みの姿勢が日常の中で固定化され、首や腰の状態を悪くしてしまうことが根本原因といってよいでしょう。

中でも問題なのが「うつむき姿勢」と「あご出し姿勢」の2つです。「うつむき姿勢」とは、首を前に傾けて、顔を下に向けた姿勢です。「あご出し姿勢」は、背中を丸めたままあごを突き出して顔を前に出した姿勢です。スマートフォン（以下スマホ）やパソコンの普及で、現代人にはこうしたよくない姿勢を取る場面も時間も増えています。女性の場合はそこに家事による姿勢も加わります。

「うつむき姿勢」

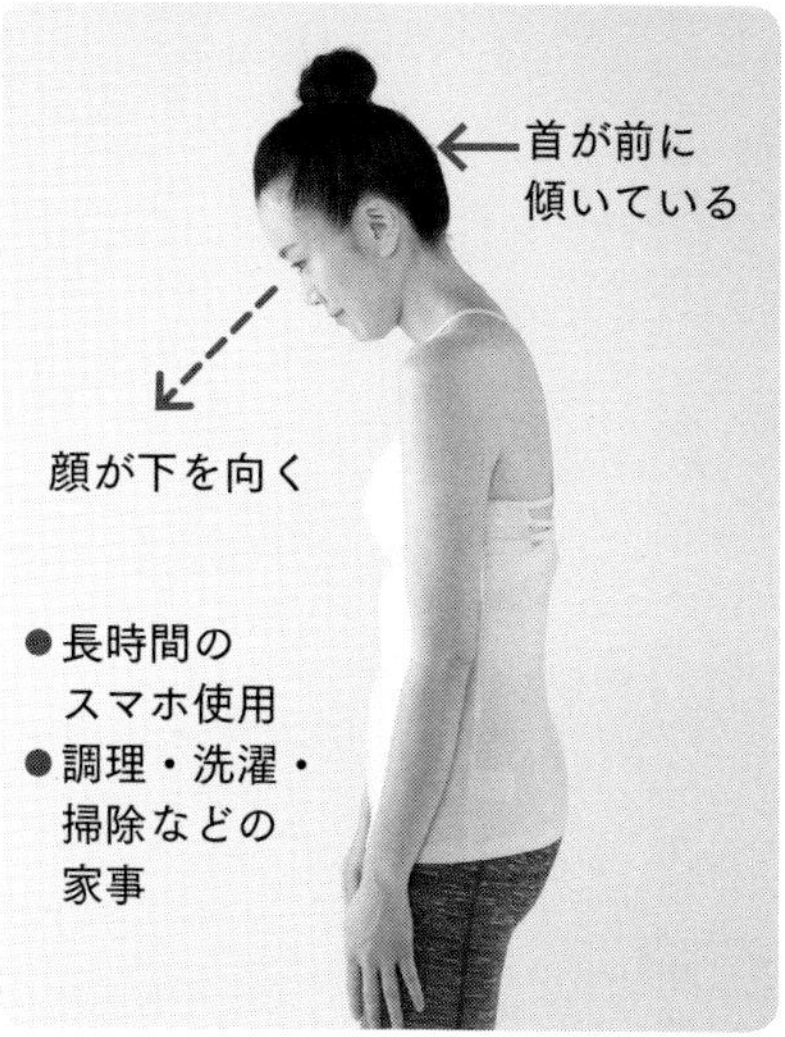
首が前に
傾いている
顔が下を向く
●長時間の
スマホ使用
●調理・洗濯・
掃除などの
家事

「あご出し姿勢」

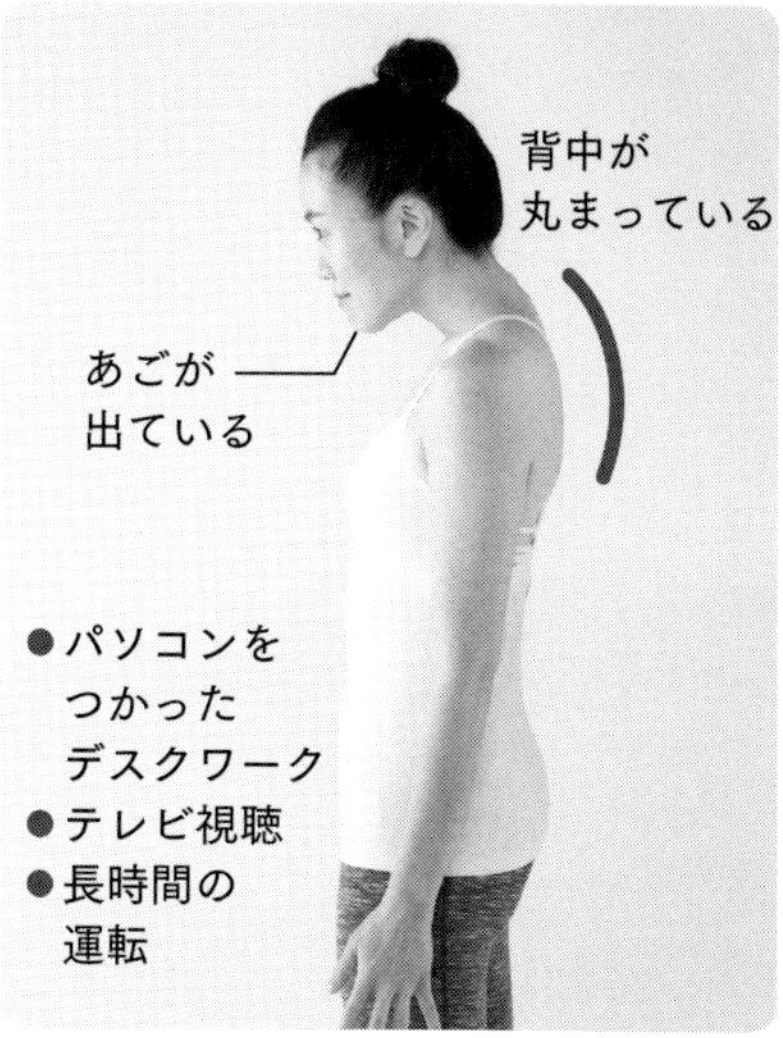
背中が
丸まっている
あごが
出ている
●パソコンを
つかった
デスクワーク
●テレビ視聴
●長時間の
運転

気がつくとやっているため要注意

長時間のスマホの使用や読書、調理・洗濯・掃除などは「うつむき姿勢」を取り続けることにつながり、パソコンをつかったデスクワークやソファに座ってのテレビ視聴、車の運転が長時間になると「あご出し姿勢」を続けることになります。

2つの不良姿勢は、気がつくとやっており、しかも同じ姿勢を取り続ける時間が長くなりやすい点でやっかいです。まずは日常生活の中で不良姿勢が増えてしまっていないか気をつけ、気づいたら姿勢を正すということを意識してください。

一般的な治療法①

湿布薬

慢性期のしびれにはホットパックや温湿布がよい

湿布薬は、しびれと共に生じる痛みを抑える時に使われます。薬剤は、炎症を抑え、痛みを鎮《しず》める「非ステロイド性消炎鎮痛薬《しょうえんちんつうやく》」です。多いのがＮＳＡＩＤｓ（エヌセイズ）と呼ばれるもので、ロキソプロフェン、イブプロフェンなどがあります。

消炎鎮痛湿布薬は、貼るとスーッとして気持ちよいのですが、じつはしびれにはあまり有効ではありません。また、効くのは急性期の時だけで、しびれ・痛みが慢性化している場合はあまり効果はありません。

慢性のしびれ・痛みを緩和させるのであれば、ホットパックやカイロ、温湿布などで温める方がよいでしょう（やけどには気をつけて使用してください）。温めることで血液の循環がよくなり、筋肉のこわばりがゆるんでしびれ症状がやわらぎます。

一般的な治療法② テーピング・サポーター

装具で患部を安定させて負担を軽減させる

手指や手首にしびれが生じる手根管症候群では、伸縮テープを用いたテーピングで関節を補助する方法も。ただしテーピングにはやり方があります。自己流でやると貼り方が違っていたり、きつ過ぎて血流を止めてしまったりして効果なしの場合があるので、医師の指導のもとで行うようにしましょう。また首を動かすとしびれが強くなる急性期には、頸椎への負担を防ぐために頸椎カラーと呼ばれる首サポーターを使用することもあります。同様に、腰からくるしびれや痛みに対しては、軟性のコルセットを装着して腰椎を安定させることも。コルセットを長期間つかっていると筋肉が衰えてよくないと言われることもありますが、つかっていて腰がラクになる、安心感があるなら、仕事中のみなど、つらい時限定でつかい続けて構いません。

一般的な治療法③

神経ブロック注射

一時的に神経を麻痺させ症状を抑える療法

しびれや痛みを伝える神経経路に局所麻酔薬を注射して、神経を一時的に麻痺させることで、脳に送られる信号を遮断する方法です。

神経ブロックには頸椎からくる症状を抑える「星状神経節《せいじょうしんけいせつ》ブロック」、脊椎や脊髄の病気から起こる症状を抑える「硬膜外《こうまくがい》ブロック」「神経根ブロック」、筋肉のこりや痛みがあるときに行う「トリガーポイント注射」があります。

神経ブロック注射で症状がやわらぐと、体を動かせるようになり、硬直していた筋肉がほぐれて血流がよくなります。何回か繰り返して行ううちに、組織が少しずつ回復して病気が治っていくこともあります。注射は、整形外科のほか、痛みを専門に扱うペインクリニックでも受けることができます。

一般的な治療法④ 薬物療法や手術

根本的な治療とはなりにくい

薬物療法では薬を服用して症状をやわらげます。患部の血流を促して症状をやわらげる「血管拡張薬」、神経の炎症を抑えて痛みを鎮める「非ステロイド性消炎鎮痛薬（ＮＳＡＩＤｓ）」、神経の修復を促す「ビタミンＢ12製剤」のほか、漢方薬や時には抗うつ薬が処方されます。

また、手術をすることで痛みは取れてもしびれは取れないことが多いのですが、それはしびれの原因の神経だけを除圧するからです。しびれ・痛みに対応するには体全体を改善しなければならないのです。手術は骨を削ったり、削って金属で固定をするなど、負担が大きいですし、数年後に症状がぶり返してしまうこともあります。手術の前にぜひ体操をしてみてください。手術をせずに改善すればいいのです。

しびれを減らす「除圧体操」とは？

神経の圧迫を解除する体操が「除圧体操」

薬は痛みを抑えるだけで神経の圧迫を取り除いているわけではありません。体全体の圧迫を取り除くには、なんといっても体操が一番です。

無理のない運動療法として私が提案している「除圧体操」は、筋肉や関節、血管の硬直をほぐし、姿勢を改善して、全身の背骨をととのえてしびれを引き起こす神経の圧迫を解除するもの。伸ばしたあとにゆるめる（脱力する）という動作で、ストレッチ効果による体の硬直の緩和や血流の改善をはかるほか、神経の通り道である椎間孔や脊柱管を広げて狭窄をゆるめる、脳脊髄液の流れをよくして、発痛物質を速やかに排出するといった効果もあります。また体がほぐれて気分がリラックスすることも症状の緩和につながります。

生活の中で1分、やってみましょう

「除圧体操」がもたらしてくれる効果をまとめると次の8つになります。

①前屈み姿勢を正し、姿勢がよくなる（背骨をととのえる）
②ストレッチ効果で硬直した筋肉がほぐれる
③硬直した関節がほぐれて可動域が広がる
④筋肉がほぐれて神経の圧迫がゆるむ
⑤血管がゆるみ、血流がよくなる
⑥椎間孔や脊柱管の狭窄がゆるみ、神経の圧迫が減る
⑦脳脊髄液の循環がよくなり、発痛物質が排出される
⑧心身がリラックスして自律神経の働きがととのう

しびれや痛みの状態を自分でチェックしながら、症状が強くならないよう慎重にゆっくりと行ってください。

次の2章では、「除圧体操」のさまざまなものを紹介していきます。いずれも時間はかかりませんので、起きた時、生活の中で、寝る前の時間をつかって、つらいしびれから解放されましょう。

しびれは体全体で起きているため、50ページの準備体操を行ったうえで、上半身のしびれが気になる方は55ページの頸椎の体操から、下半身のしびれが気になる方は70ページの腰椎の体操から試してみてください。

整形外科領域のしびれや痛みは、人まかせにするだけではなかなかよくなっていきません。私の外来では傷つく・気づく・築くの「きづくの法則」と呼んでいますが、体が傷ついて不調が起こったら、診療で原因と要因を説明して問題点に気づいてもらい、その後どうしたらいいか、一緒に考えて患者さん自身に痛みやしびれのない体を築いていってもらうようにしています。

体操はお金や時間をかけずにいつでもどこでも簡単にできる、自分でできる唯一の治療法です。医者まかせではなく、自分中心の治療であり、手術や薬がいらなくなることも多いのです。

2章

除圧体操で神経の圧迫を取り除きましょう

首こり・肩こりには	→	準備体操	P50～53
腰痛には	→	準備体操（＋腰体操）	P50～54
※体全体で行うことが大切です。			
頸部痛、手の痛み・しびれには	→	準備体操	P50～53
		頸椎の除圧体操	P55～69
足の痛み・しびれには	→	準備体操（＋腰体操）	P50～54
		腰椎の除圧体操	P70～97

が原則です。

頸椎除圧体操、腰椎除圧体操は、年齢や痛み、しびれが人によって違うので、自分に合った体操を選ぶことが大切です。長年のしつこい痛み、しびれがその場で解消されることもあります。

※準備体操は立って行ってもよいでしょう。その場合は両足を肩幅に開いてしっかり立ちましょう

除圧体操前の準備体操

手足のしびれ・痛みは該当箇所だけに対処するのではなく、全身のバランスをととのえることが重要です。ここで紹介する準備体操を必ず行い、体を柔らかくしてから始めましょう。ゆっくり、じわりと力を抜いて行うことが大切です。

1 伸びて脱力

イスに座り、両腕を上に伸ばして両手を組み、頭を起こして胸を広げる。そのまま上に伸びて深呼吸する。

全身を伸ばす

腕を下ろして、上半身の力を抜く。

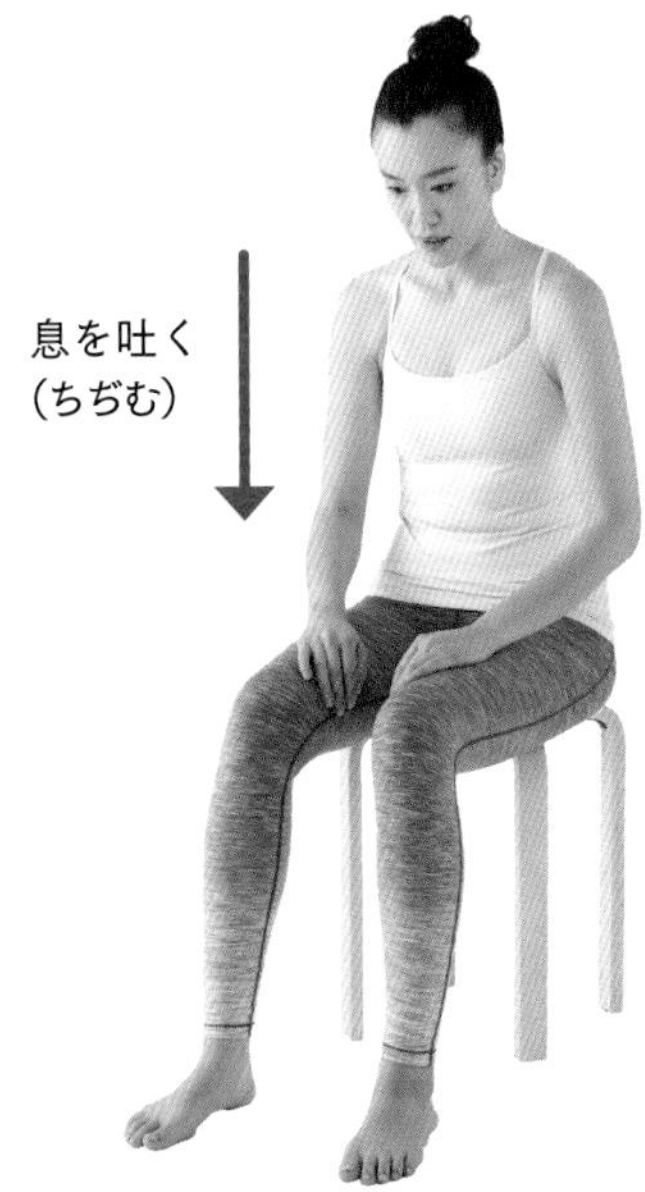

息を吐く
(ちぢむ)

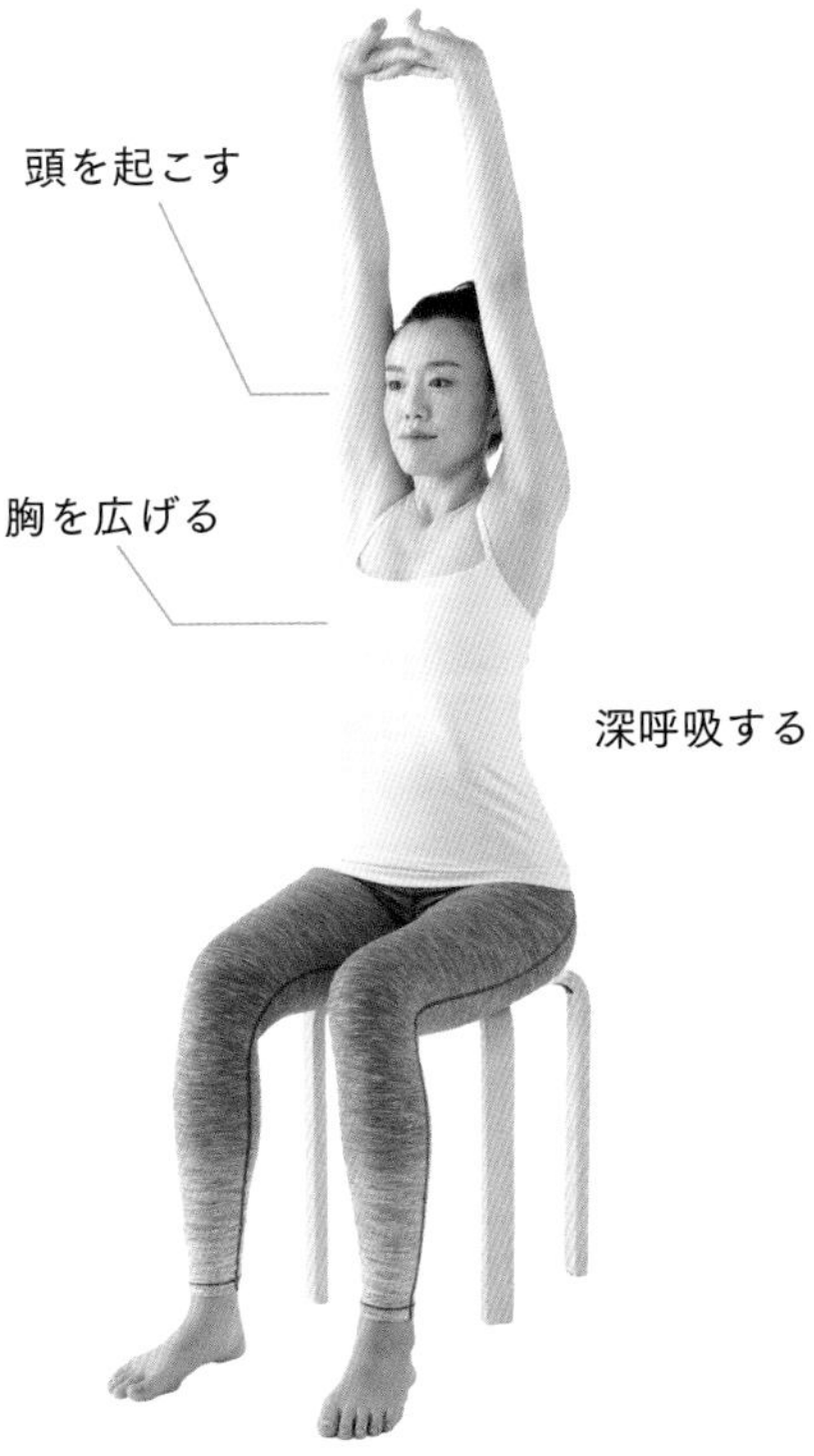

頭を起こす
胸を広げる
深呼吸する

頸と肩をほぐす

2 肩を上げて脱力

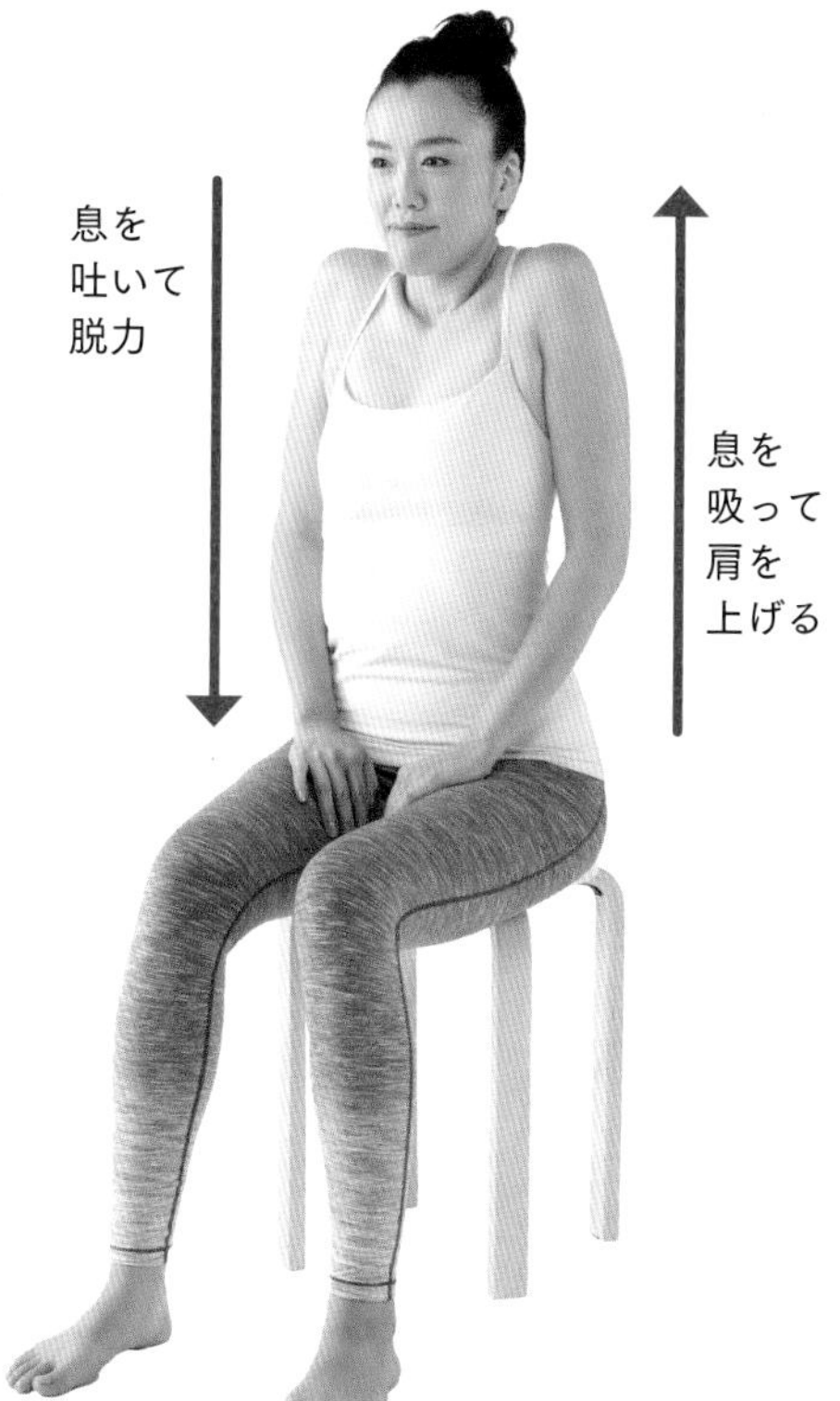
息を
吐いて
脱力
息を
吸って
肩を
上げる

両肩を上に引き上げてから、肩の力を抜き脱力する。

3 肩甲骨を寄せる

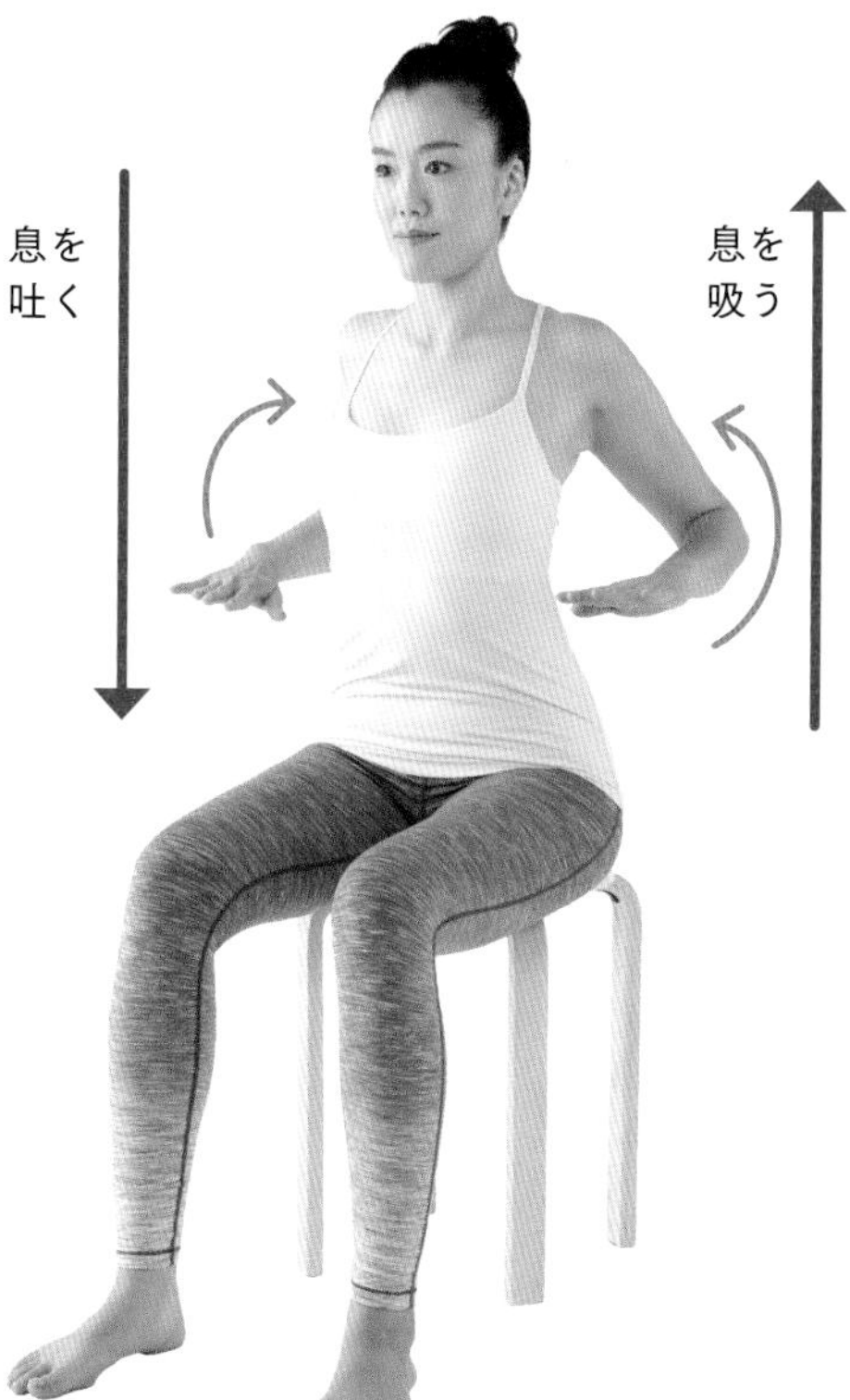
息を
吐く
息を
吸う

両ひじを軽く曲げて腕を持ち上げ、肩甲骨をグッと寄せる。

背中をほぐす

4 背筋を伸ばす・胸を張る

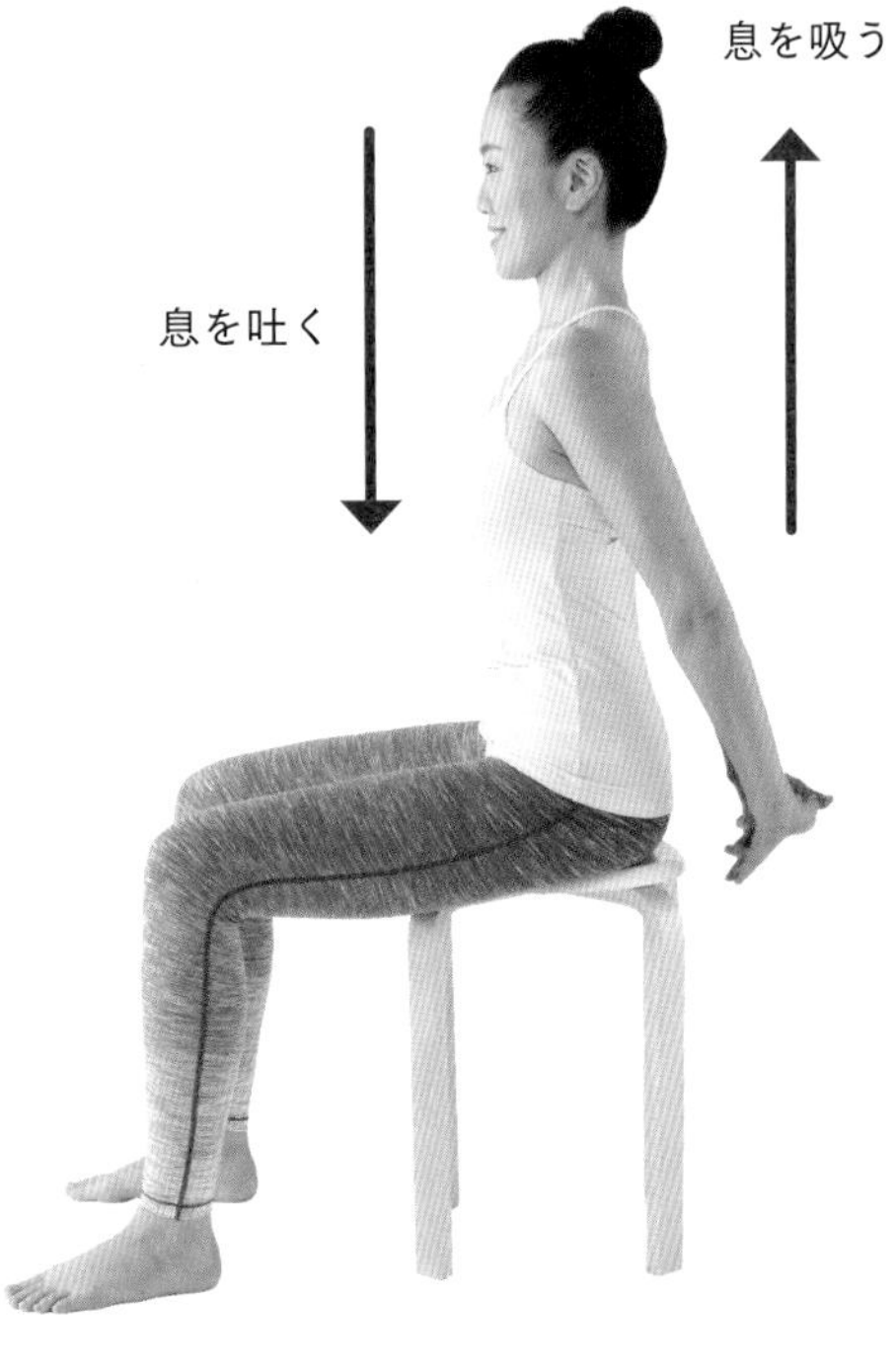

両腕を後ろに回して両手を組み、背筋を伸ばして、胸を突き出すようにして張る。

5 胸張り

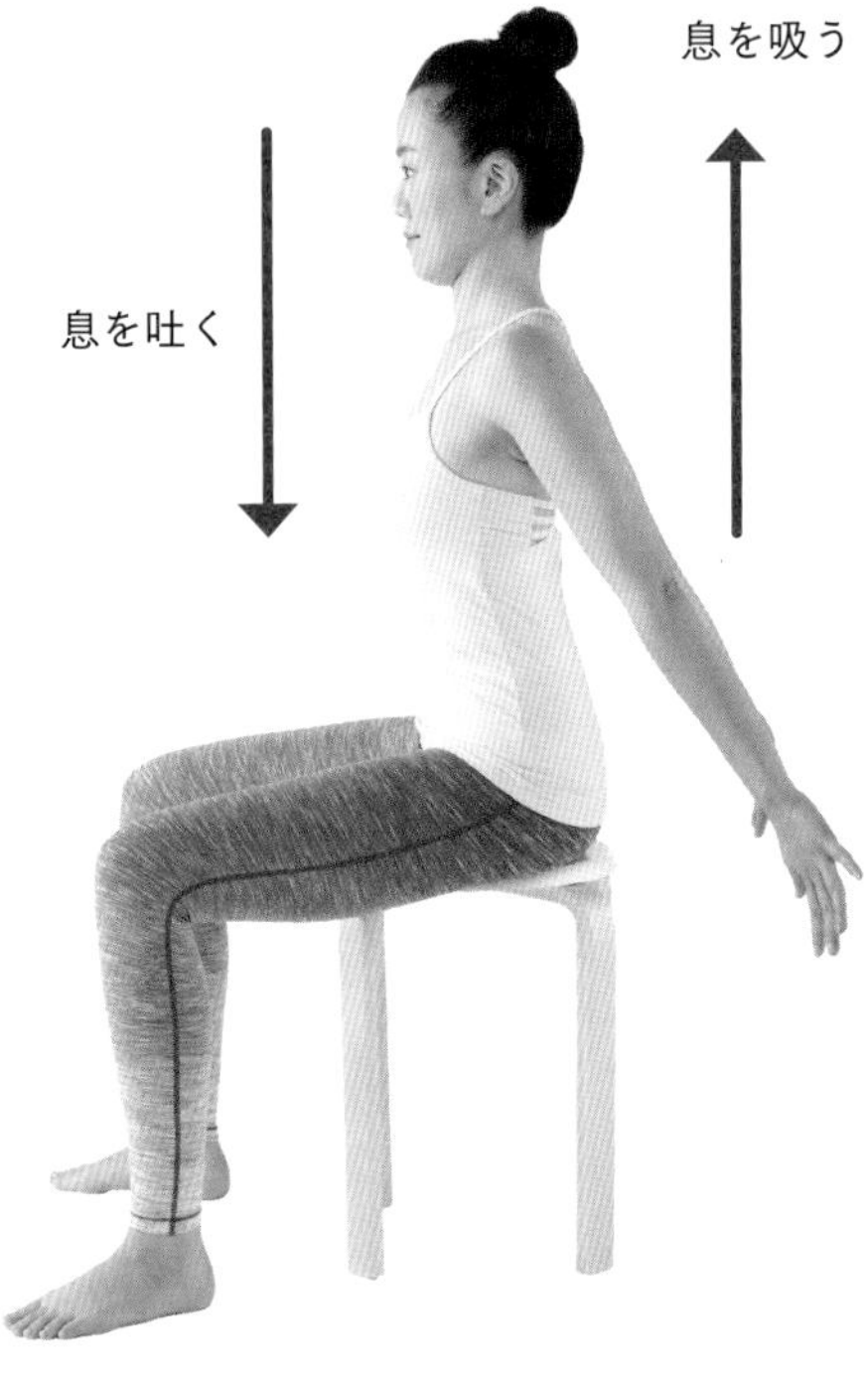

組んだ手を離して両脇に戻し、今度は手を離したまま両腕を後ろに引いて胸を張る。

6 肩甲骨を寄せて回す

両ひじを曲げて腕を持ち上げ、肩甲骨を寄せながら両肩を大きく回す。

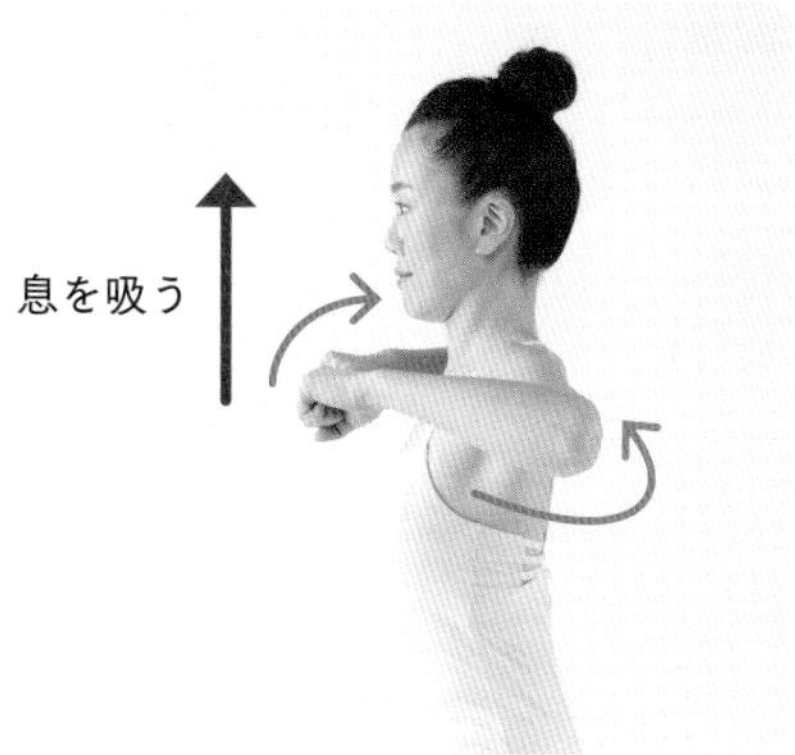
息を吸う

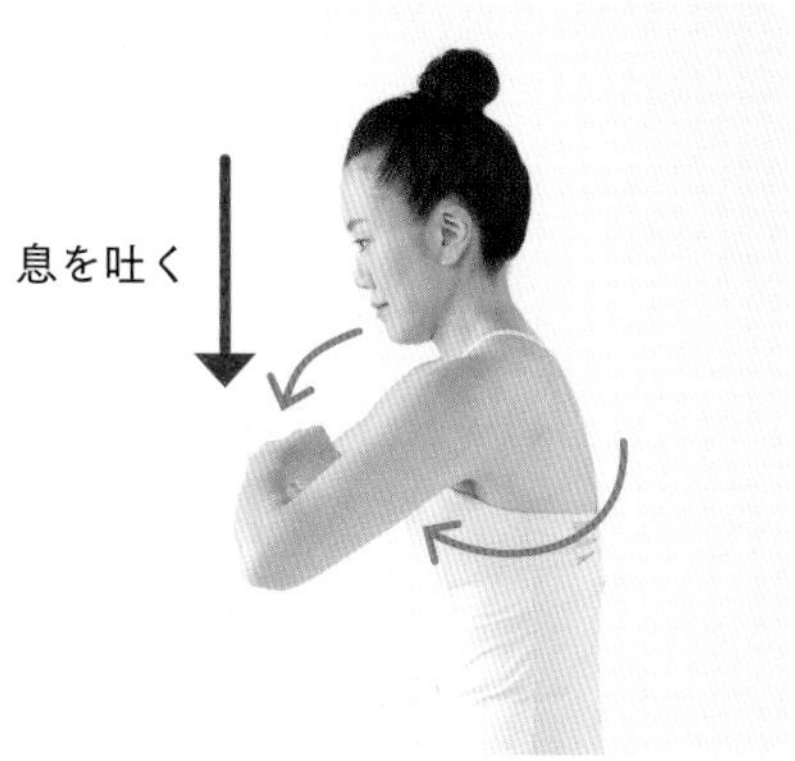
息を吐く

肩甲骨まわりをほぐす

7 伸びてドローイン

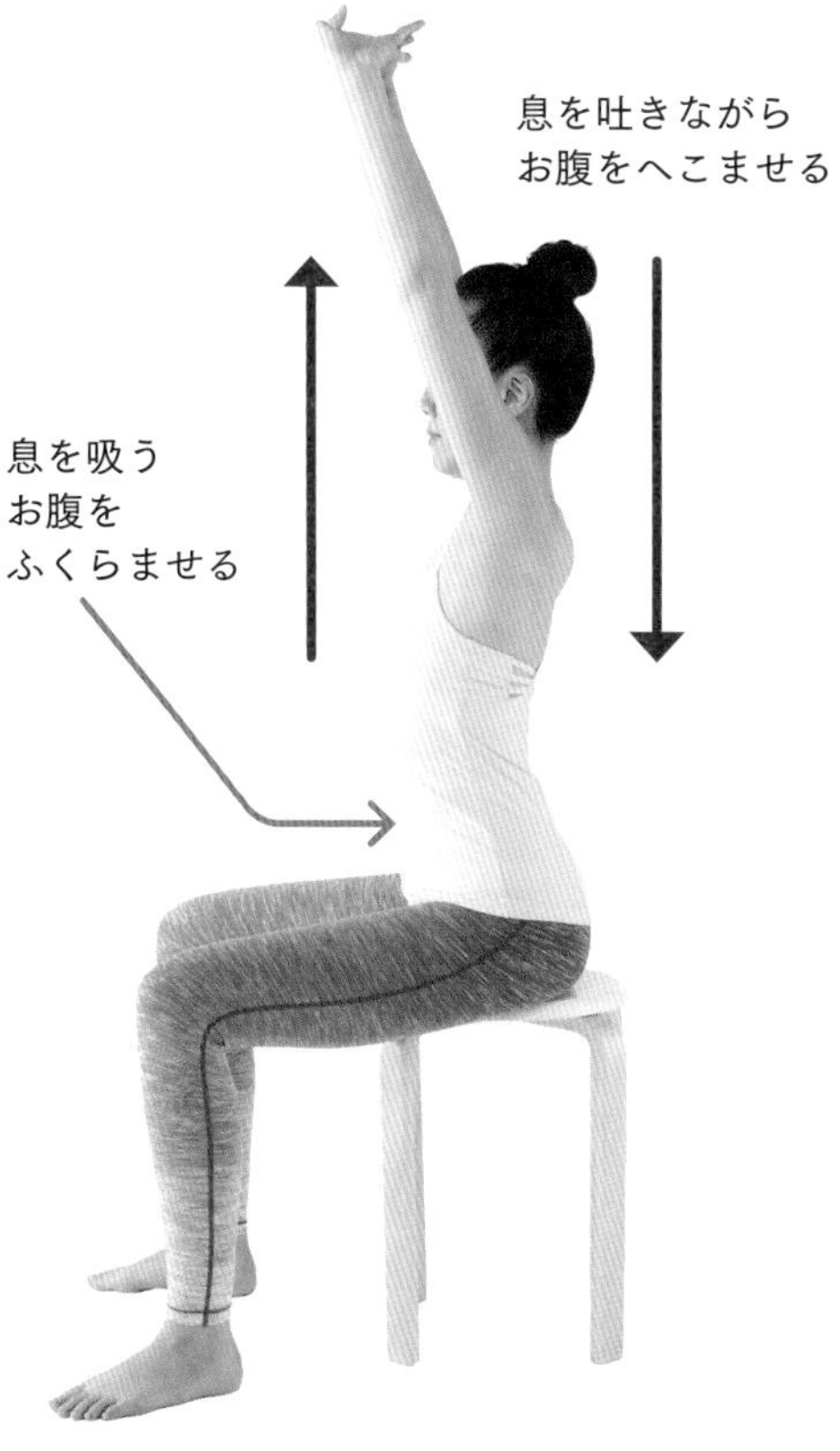
息を吐きながら
お腹をへこませる
息を吸う
お腹を
ふくらませる

両手を頭上で組み、体を上に伸ばして息を吸いお腹をふくらませ、息を吐きながらお腹をへこませる（ドローイン）。

全身をほぐす

準備体操にプラスの腰体操

腰が痛い人は、腕を振りながら軽く前後屈をし、腰を柔らかくしてから始めましょう。

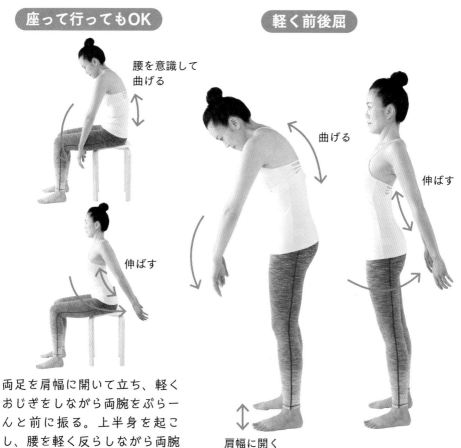

座って行ってもOK

軽く前後屈

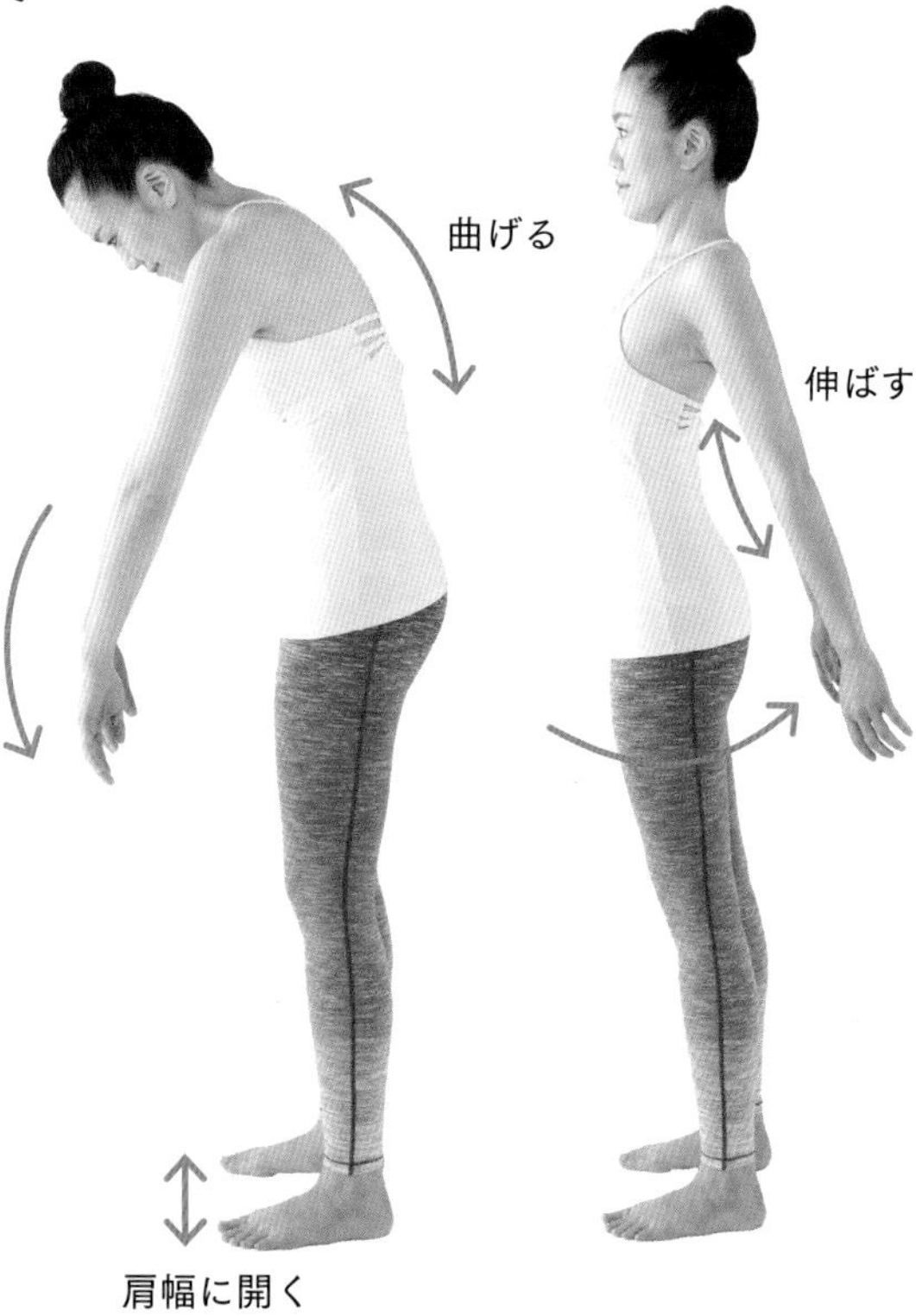

両足を肩幅に開いて立ち、軽くおじぎをしながら両腕をぶらーんと前に振る。上半身を起こし、腰を軽く反らしながら両腕を後方にぶらーんと振る。

腰をほぐす

頸椎の除圧体操①

水平あご引き

頸椎の除圧体操を始めましょう。まずは首の狭窄症や神経の圧迫の緩和にも役立つ水平あご引きです。

1 目線を正面にしてあごを引く

頭全体を水平に後ろへスライドさせるように、あごを引く。

両手の人差し指と中指で写真の①の部分を押しながらあごを引く。その状態を2秒キープする

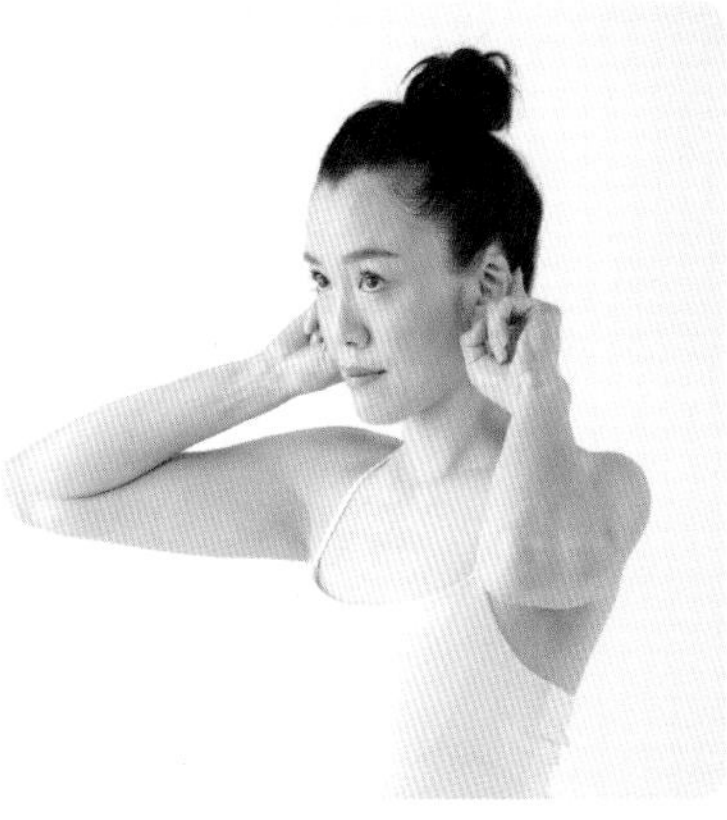

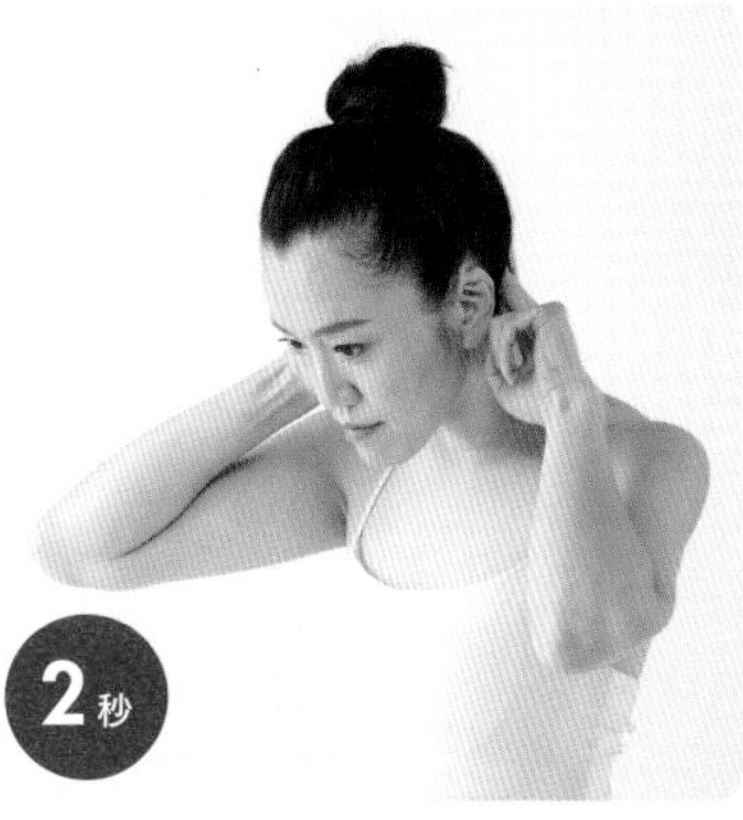

2秒

指で押す位置

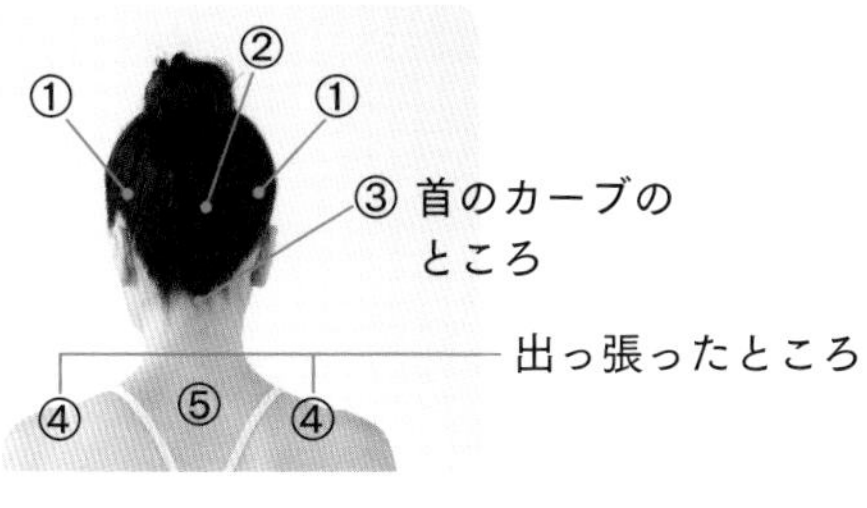

①
②
①
③ 首のカーブのところ
出っ張ったところ
④
⑤
④

2 ②を押しながら

1と同様にP55の写真の②を押しながらあごを引いて、その状態を2秒キープ。

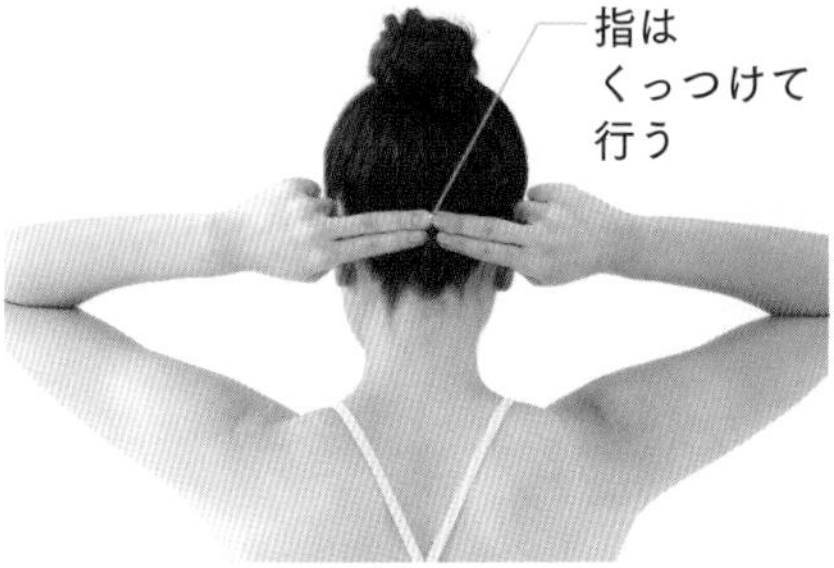
指は
くっつけて
行う

3 ③を押しながら

同様にP55の写真の③を押しながらあごを引いて、その状態を2秒キープ。

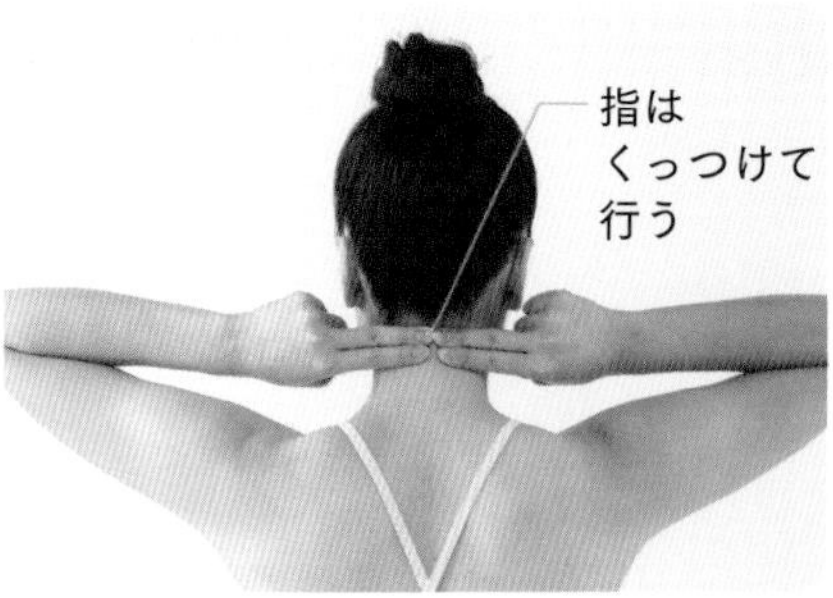
指は
くっつけて
行う

4 ④を押しながら

同様にP55の写真の④を押しながらあごを引いて、その状態を2秒キープ。

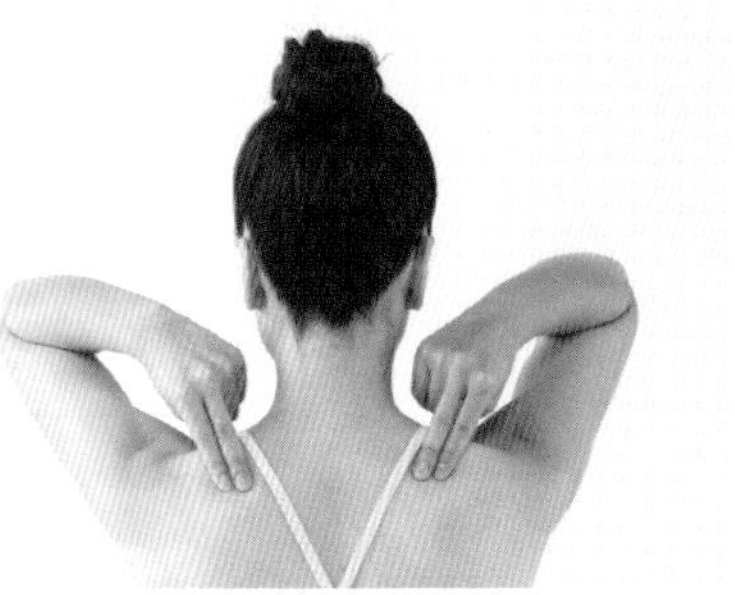

5 ⑤を押しながら

同様にP55の写真の⑤を押しながらあごを引いて、その状態を2秒キープ。

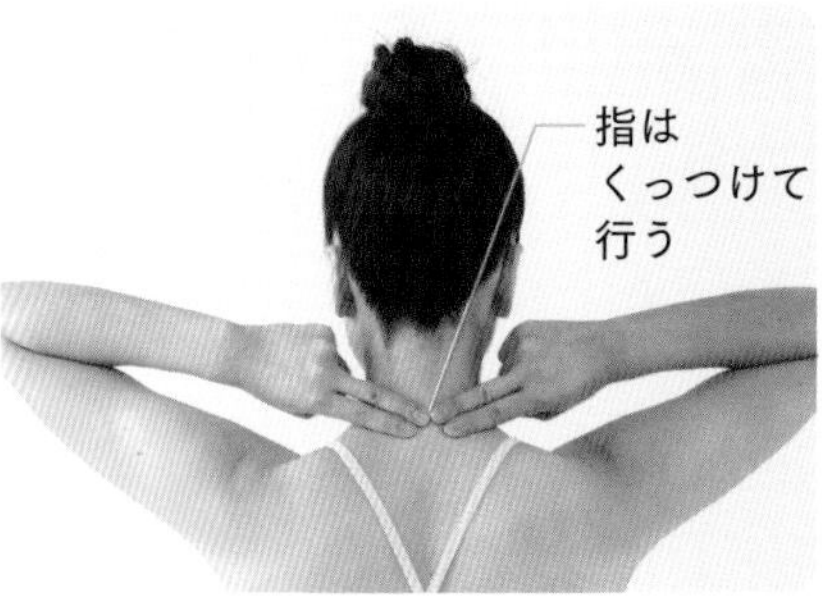
指は
くっつけて
行う

1～5の動作を1セットとし、朝・昼・晩行う

※肩が痛くて届かない人はタオルを使って行うP66へ

頸椎の除圧体操②

スーッと背伸び

曲がり胸椎・全体を改善する頸椎除圧体操です。

1 イスに座る

軽く下を向く
背筋を伸ばす
イスに普段どおりに
腰かける
足は肩幅に
開く

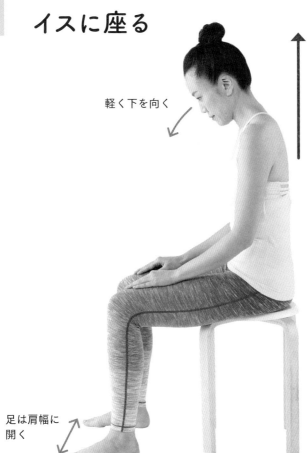

2 背筋を伸ばす

鼻から息を大きく吸い込みながら上体をゆっくり起こして、背筋を伸ばす。上を見上げずに、あごを引く。まっすぐになってしまった頸椎のバランスを取り戻す。

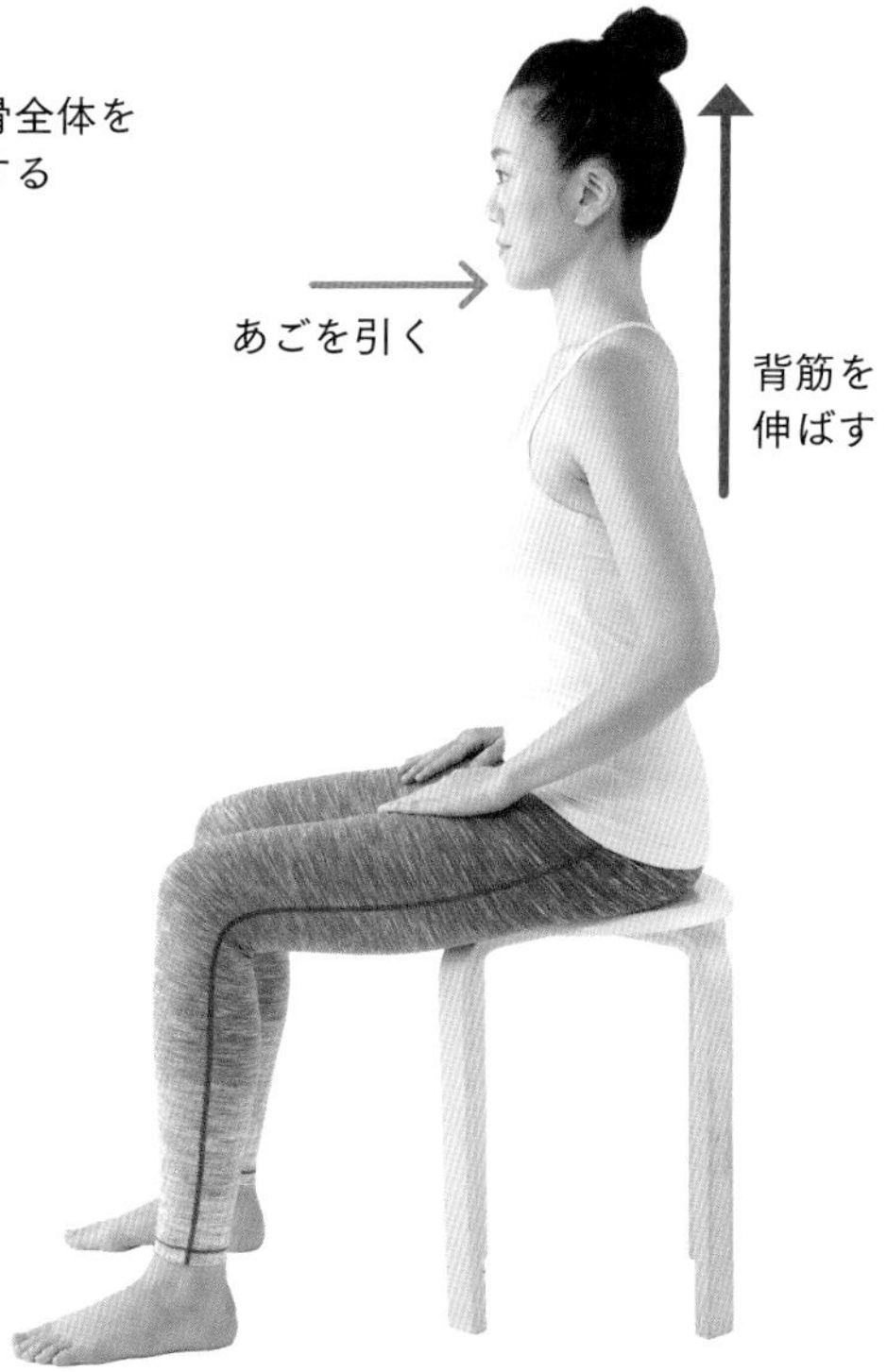
あごを引く
背筋を伸ばす

3 胸を広げる

8秒ぐらいかけて鼻から息をゆっくり吸って、曲げた両ひじを少し持ち上げながら、両肩と両ひじを軽く開いて胸を広げる。その後、息を吐く。

目線は正面を向く
息を吸って吐く
肩甲骨全体を意識する

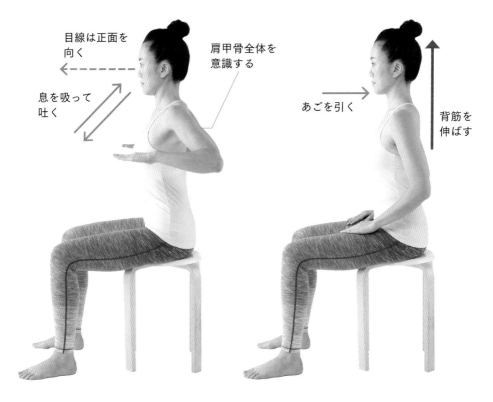

2と3の動作を3回繰り返す＝1セット
朝3セット　昼5セット　夜6セット行う

頸椎の除圧体操③

うなじ押圧

首を動かす起点（P.62頸椎7番）を押し、ひずみ、ゆがみを正します。力を抜いて引くことで首の激痛、手のしびれを改善。頸椎椎間板ヘルニアのしびれにも。痛みやしびれを確認しながらゆっくり行うことが大切です。

準備体操①

頸椎の動きをよくする準備体操。必ず行いましょう。

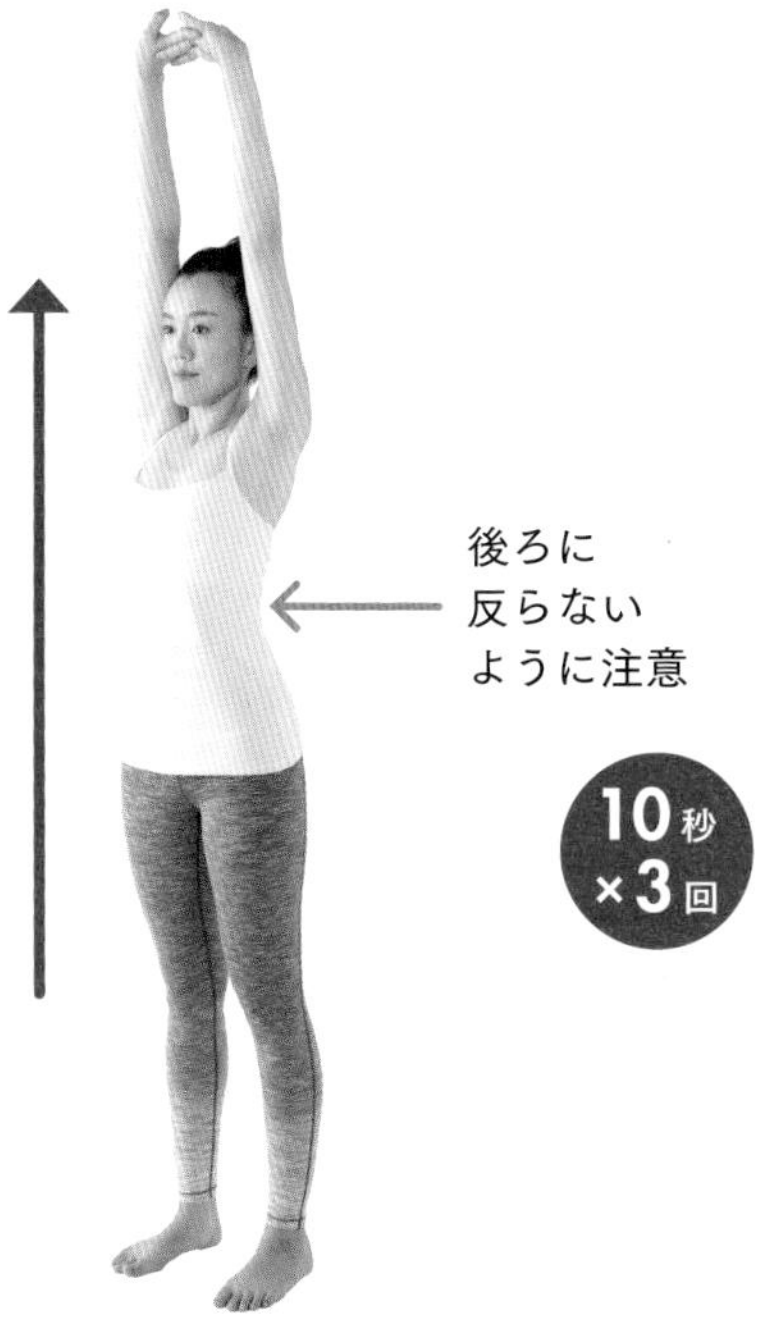
後ろに
反らない
ように注意
10秒
×3回

同じように両手を組んで頭の上に高く上げ、伸び姿勢を10秒キープ。これを3回繰り返す。体は絶対に後ろに反らないように。

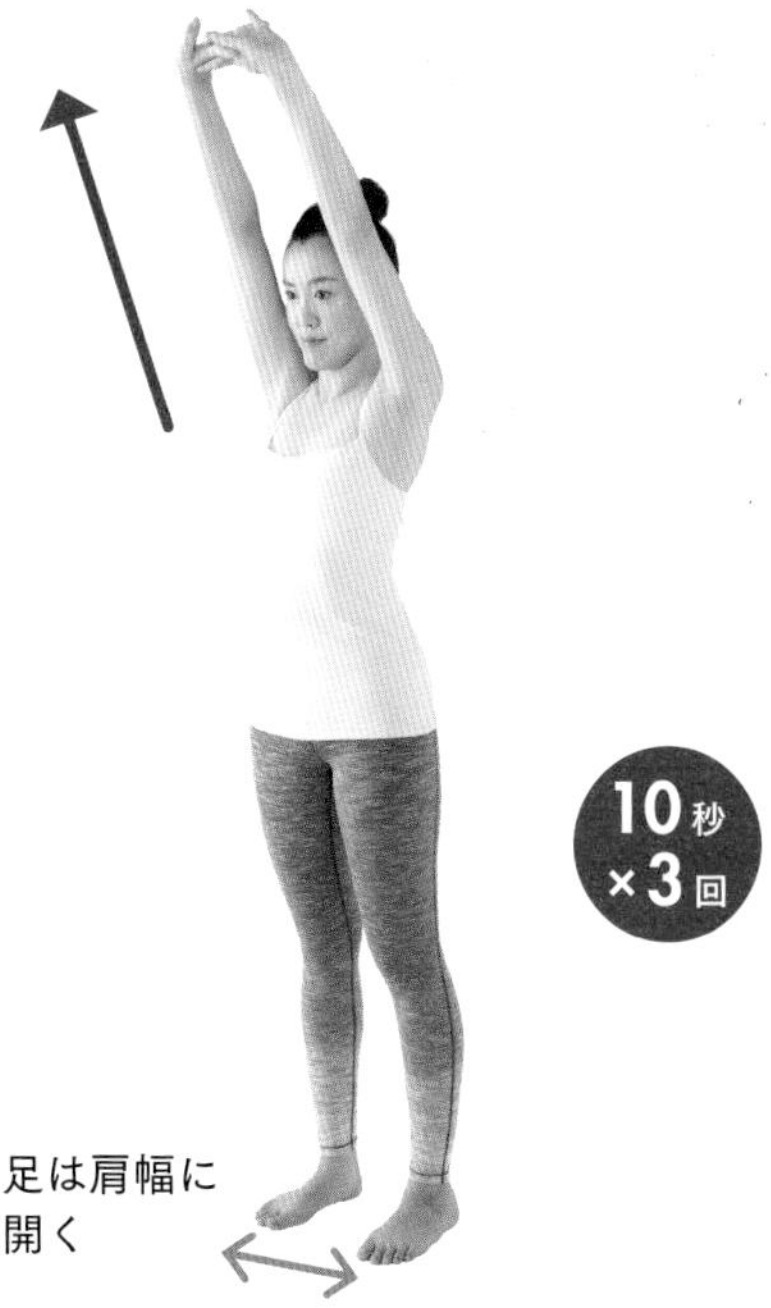
10秒
×3回
足は肩幅に
開く

両足を肩幅に開いて立ち、両手を組んで、鼻から息を吸いながら斜め上の方向に伸びをする。伸び姿勢を10秒キープしながら息を吐く。これを3回繰り返す。

準備体操②

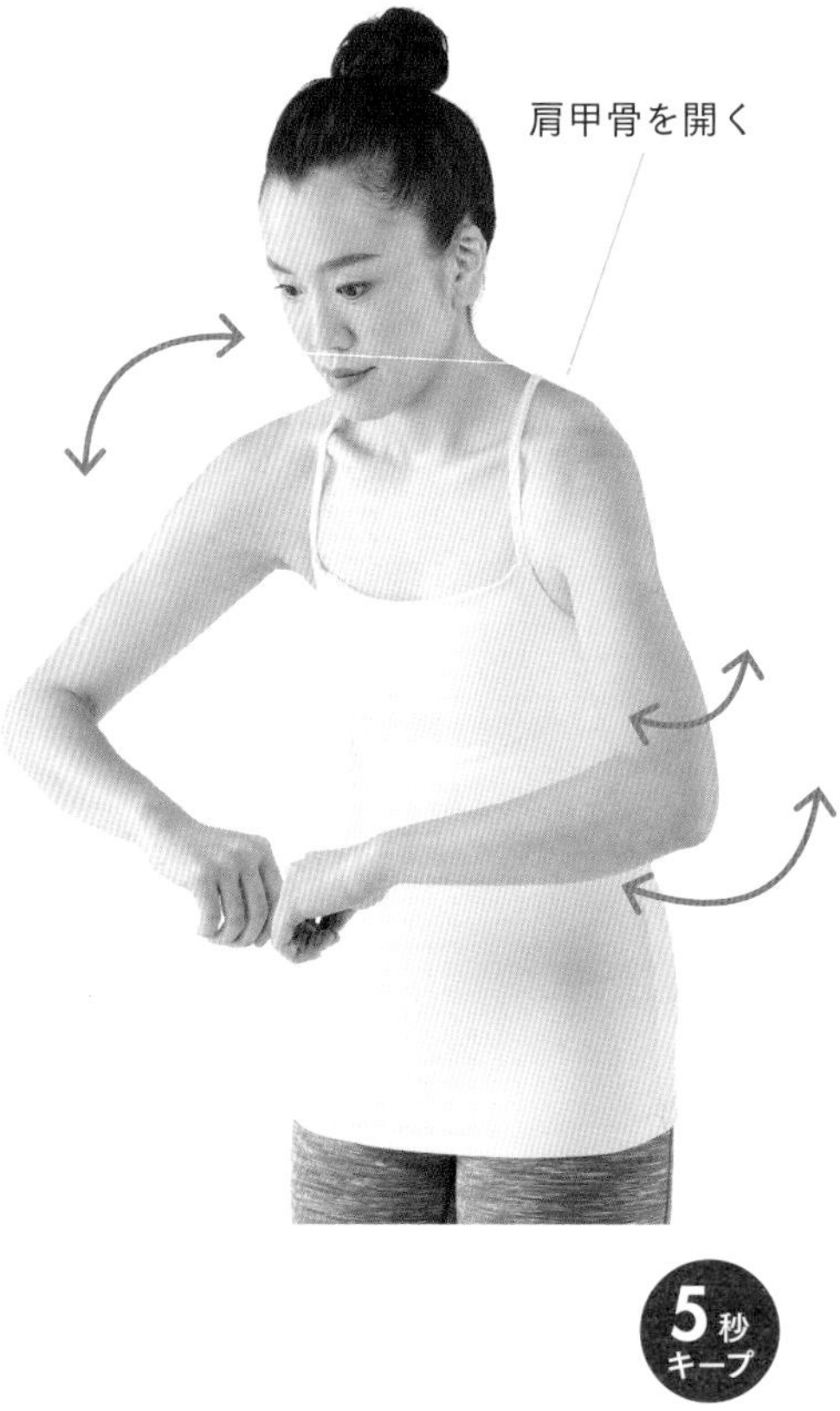

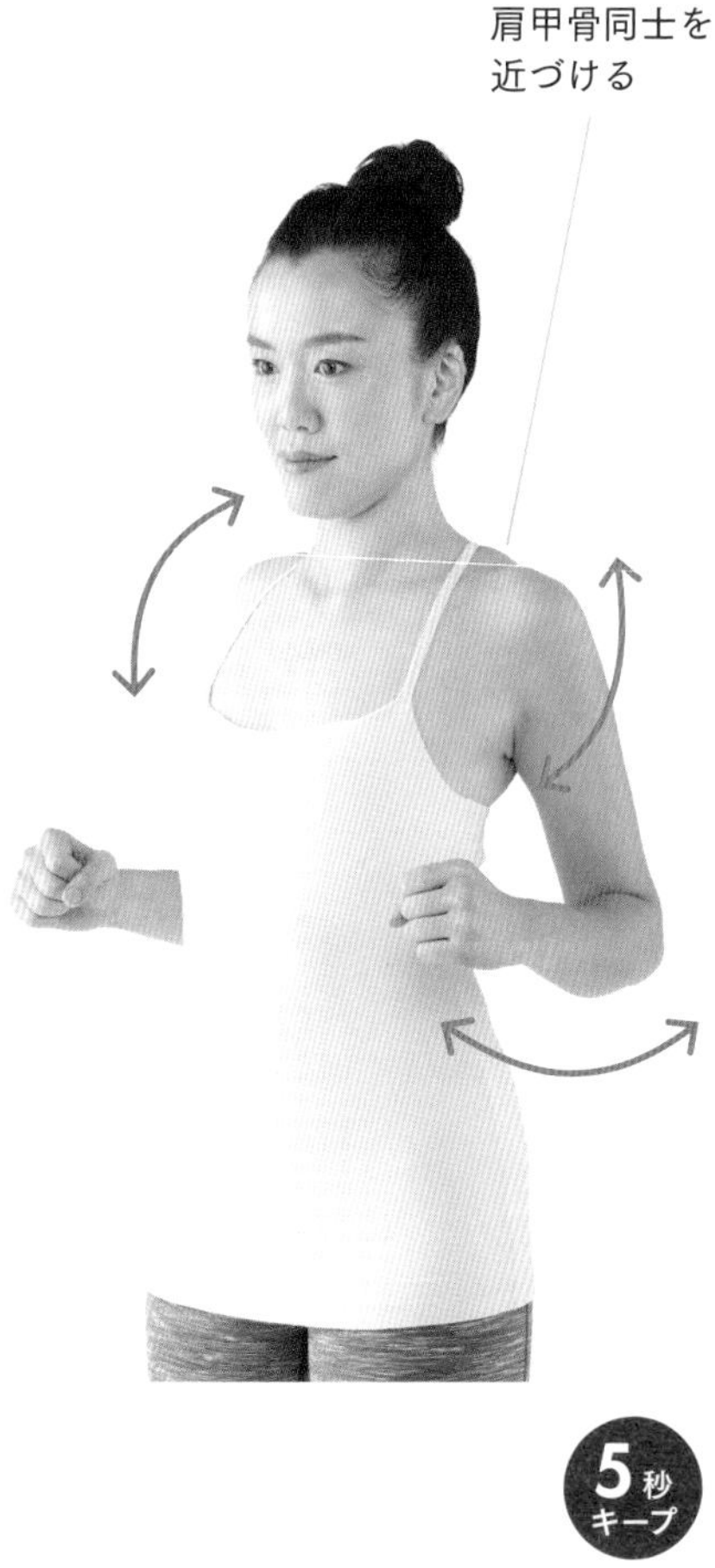

肩甲骨を開くように肩とひじを前に出し、5秒キープしたら元に戻す。

両ひじを軽く曲げ、目線を正面に向けて、肩甲骨を寄せるように肩とひじを後ろに引き、胸を開く。5秒キープしたら元に戻す。

両方で1回とし、5回繰り返す

1 ひざ立ちになり目線を正面に向ける

マットなどの上でひざ立ちになり、目線を正面に向ける。ひざ立ち姿勢になると、体が前に倒れるのを防ごうとして背骨の自然な形状を維持でき、頸椎の湾曲もつくりやすくなる。

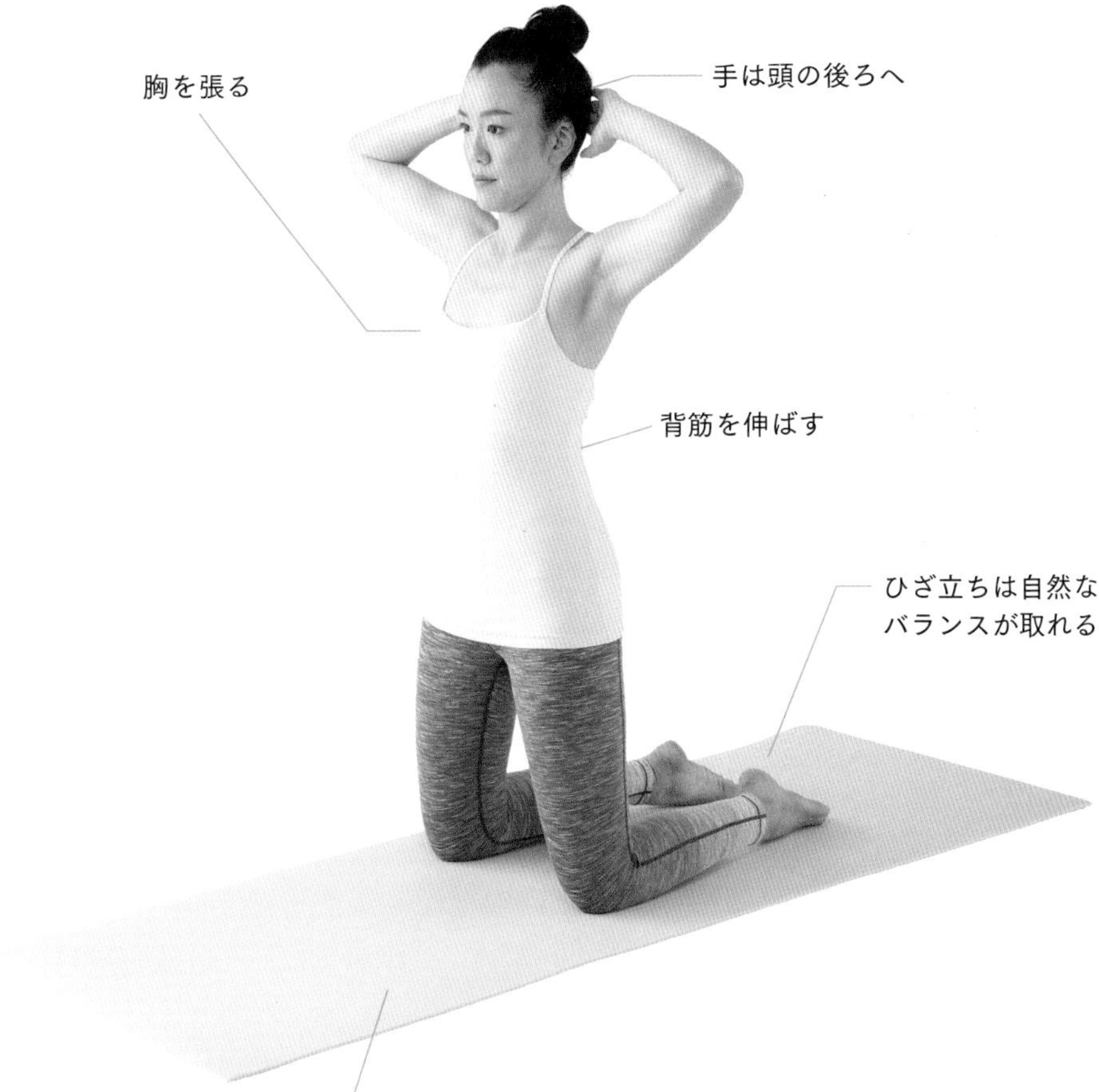
胸を張る
手は頭の後ろへ
背筋を伸ばす
ひざ立ちは自然なバランスが取れる
マットを敷く

2 両手の人差し指と中指で頸椎7番を押さえる

両手の人差し指と中指で、頸椎7番の位置を押さえる。お腹は軽く前に突き出す。

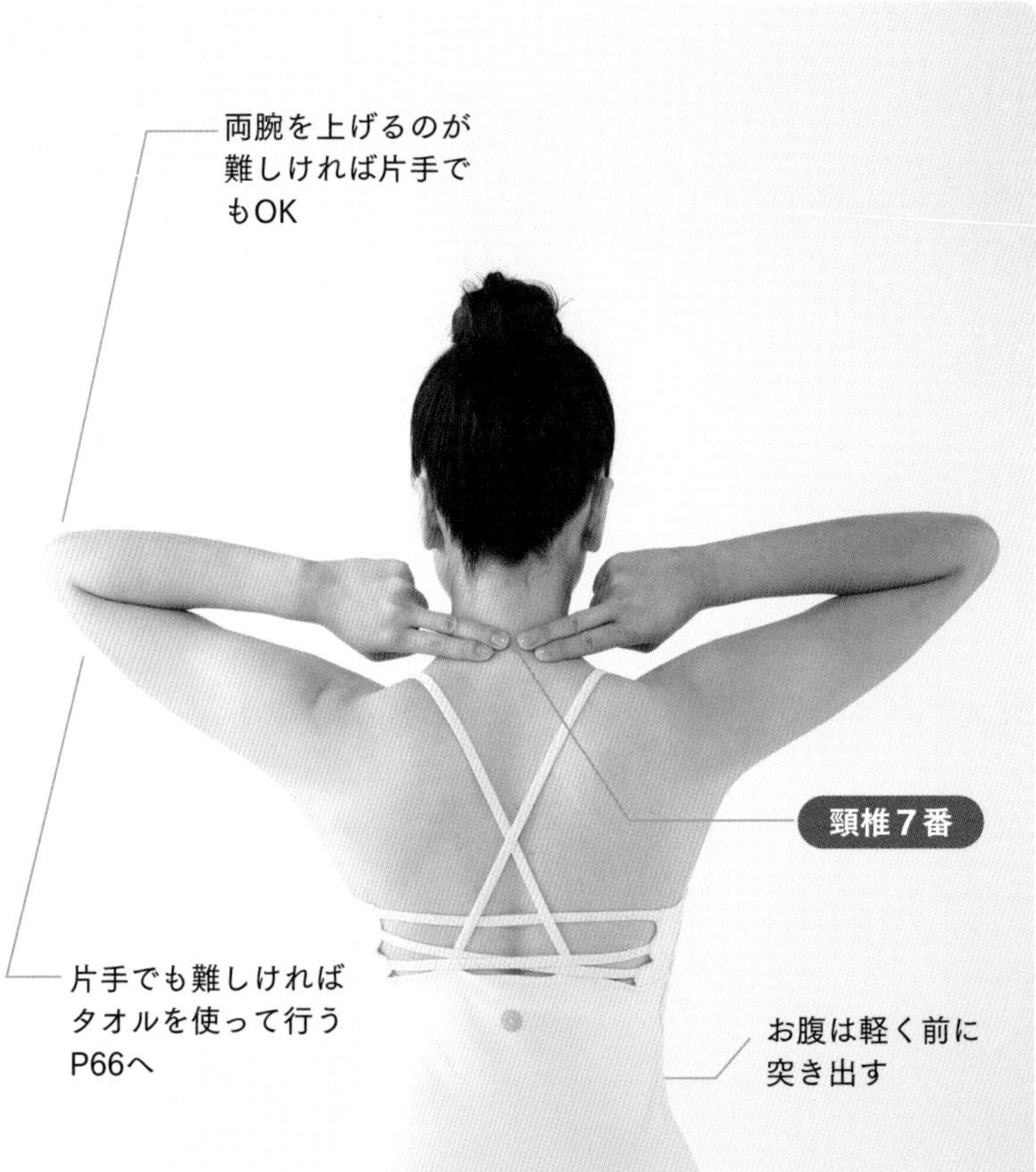

両腕を上げるのが難しければ片手でもOK
頸椎7番
片手でも難しければタオルを使って行う P66へ
お腹は軽く前に突き出す

3 頭部全体を後方へスライドさせる

指でゆっくり頸椎7番を前方向に軽く押す。頭部全体を後方に水平にスライドさせるようにし、あごを引く。その状態を2秒キープしたら力を抜き、元の姿勢に戻す。これを10回繰り返す。

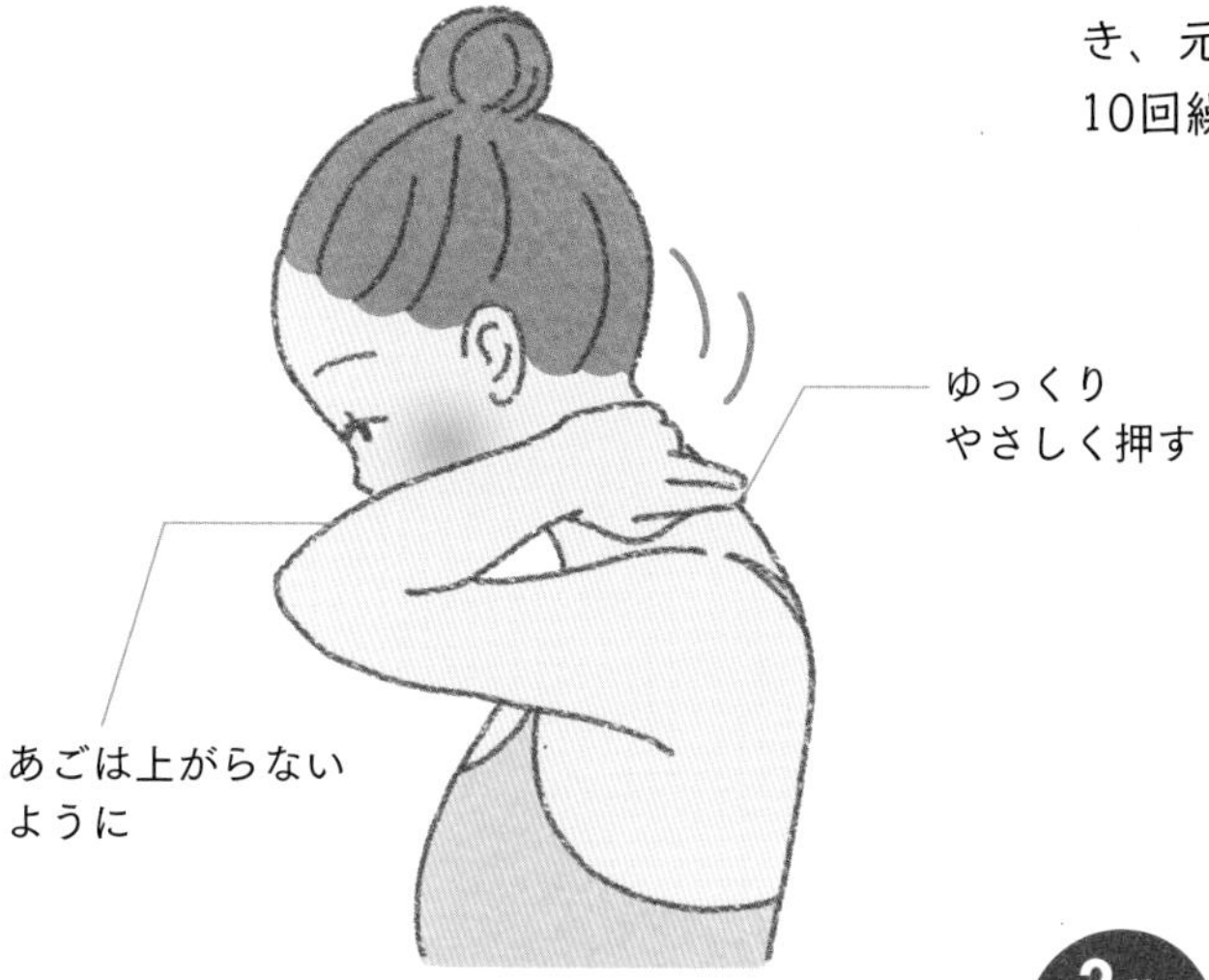
ゆっくり
やさしく押す
あごは上がらない
ように

2秒 ×10回

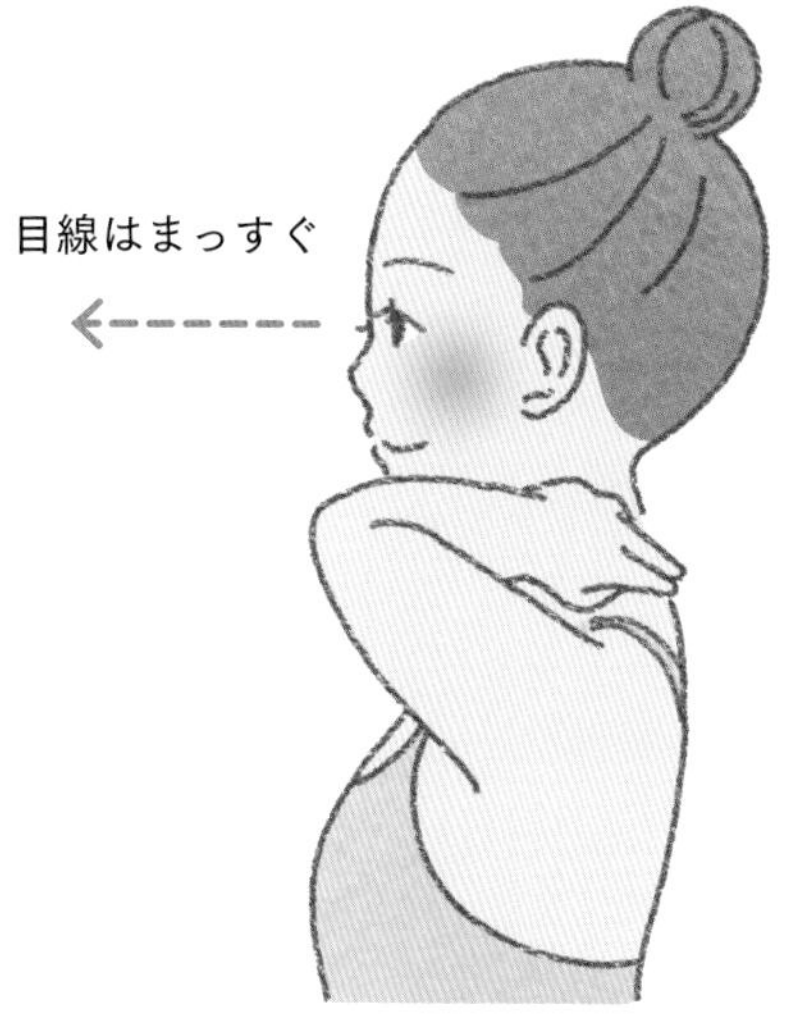
目線はまっすぐ

3の動作を10回＝1セットとし、朝・昼・晩行う

頸椎の除圧体操④

ぼんのくぼ押圧

首、肩の痛みやこり、手や腕のしびれのみならず、脳への血流もよくして、頭痛や自律神経症状を改善します。

1 後頭部にあるくぼみを軽く押さえる

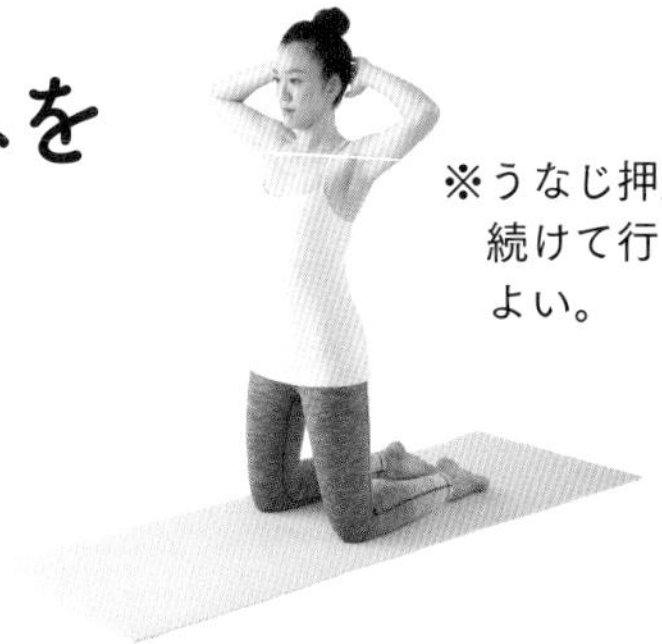

※うなじ押圧に続けて行うとよい。

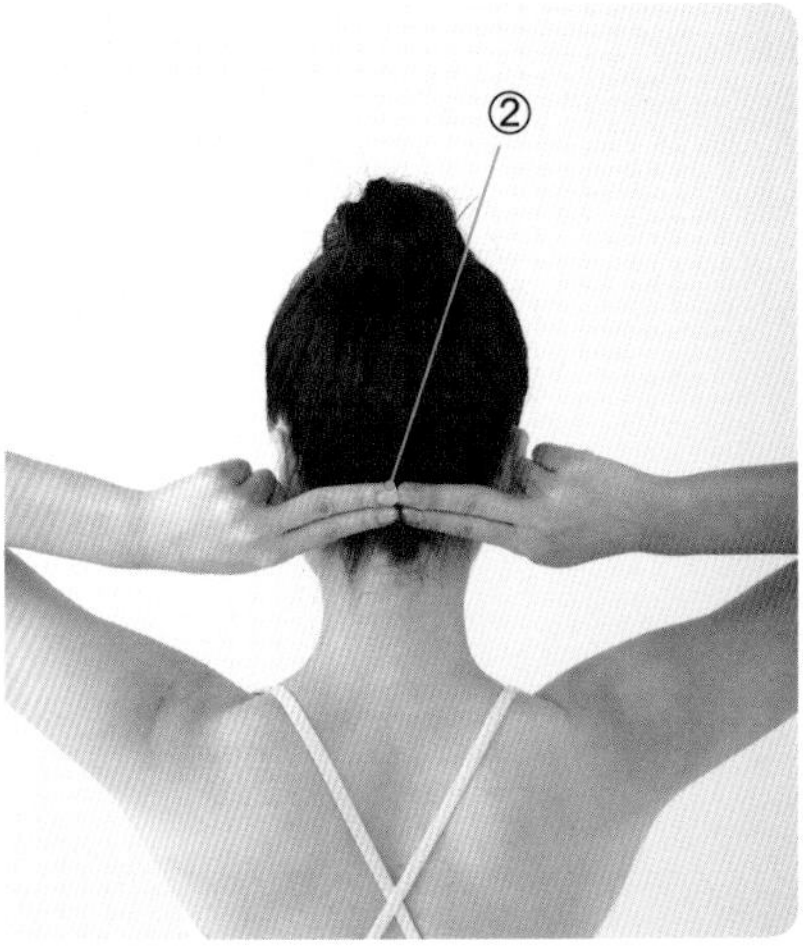

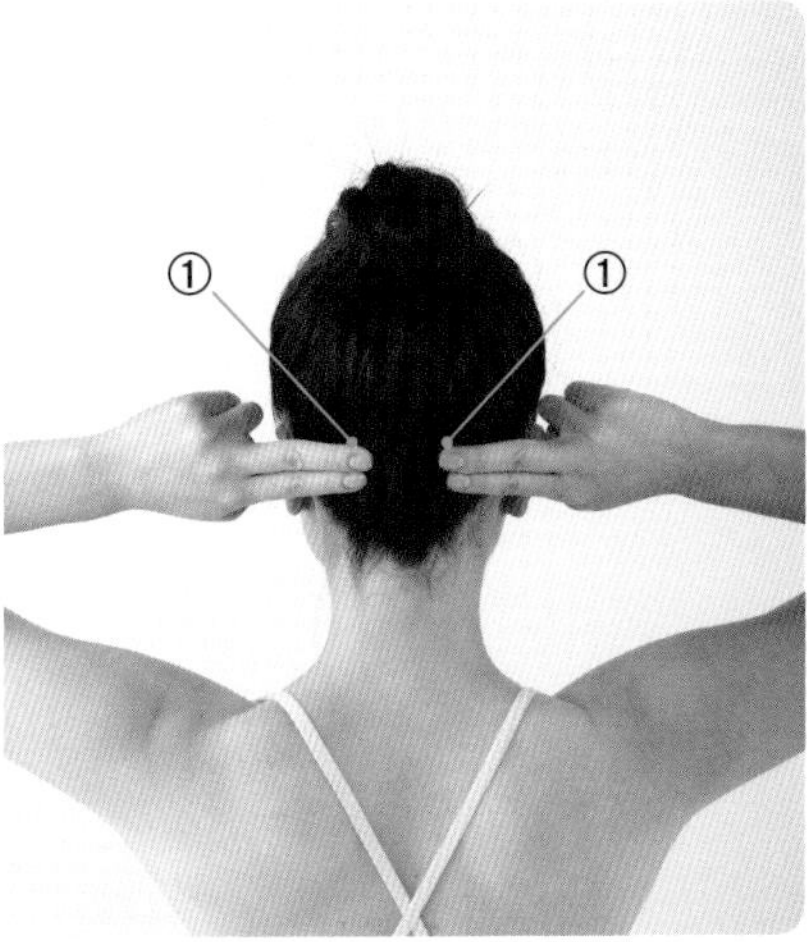

P59からのうなじ押圧に続けて、可能な人はひざ立ちで行う。頭と首の境目にあるくぼみを人差し指と中指で押さえる。まずは①のくぼみから1、2の順で押圧を行う。②のくぼみを押さえるときは指先をつける。

2 頭部全体を後方にスライドさせる

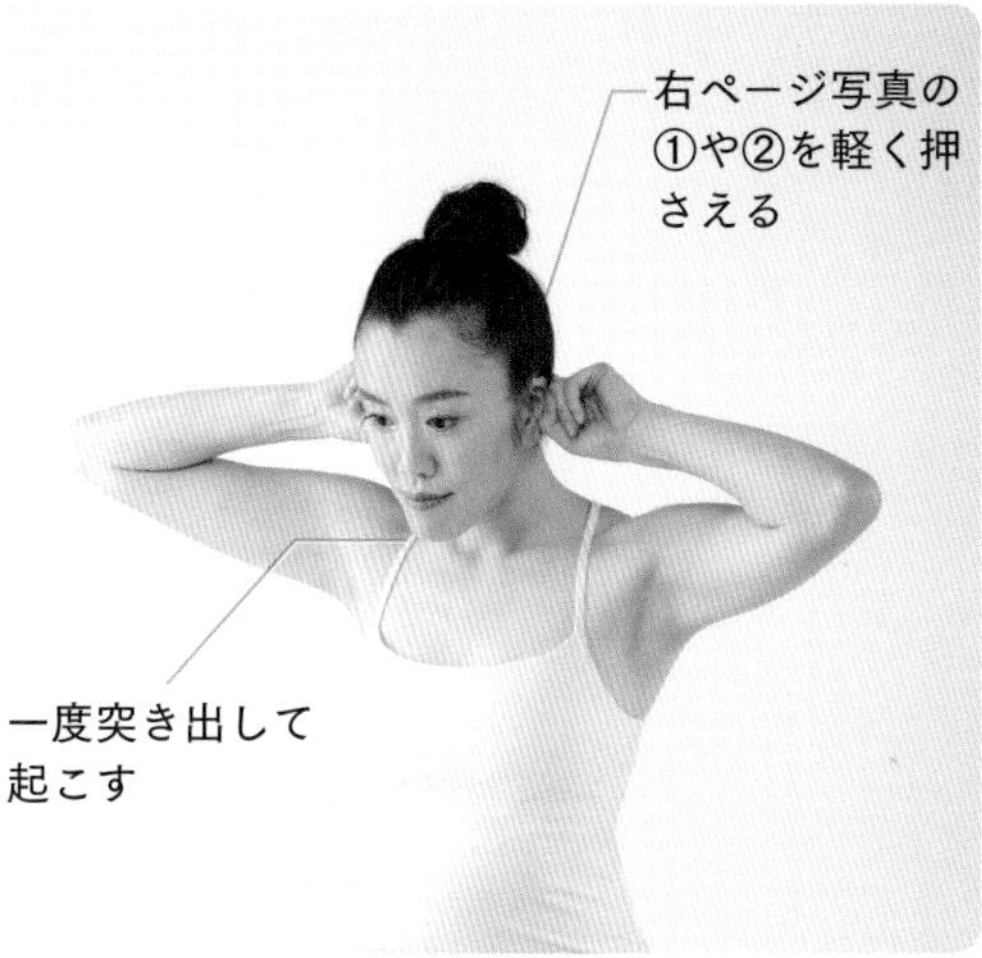
右ページ写真の
①や②を軽く押さえる
一度突き出して
起こす

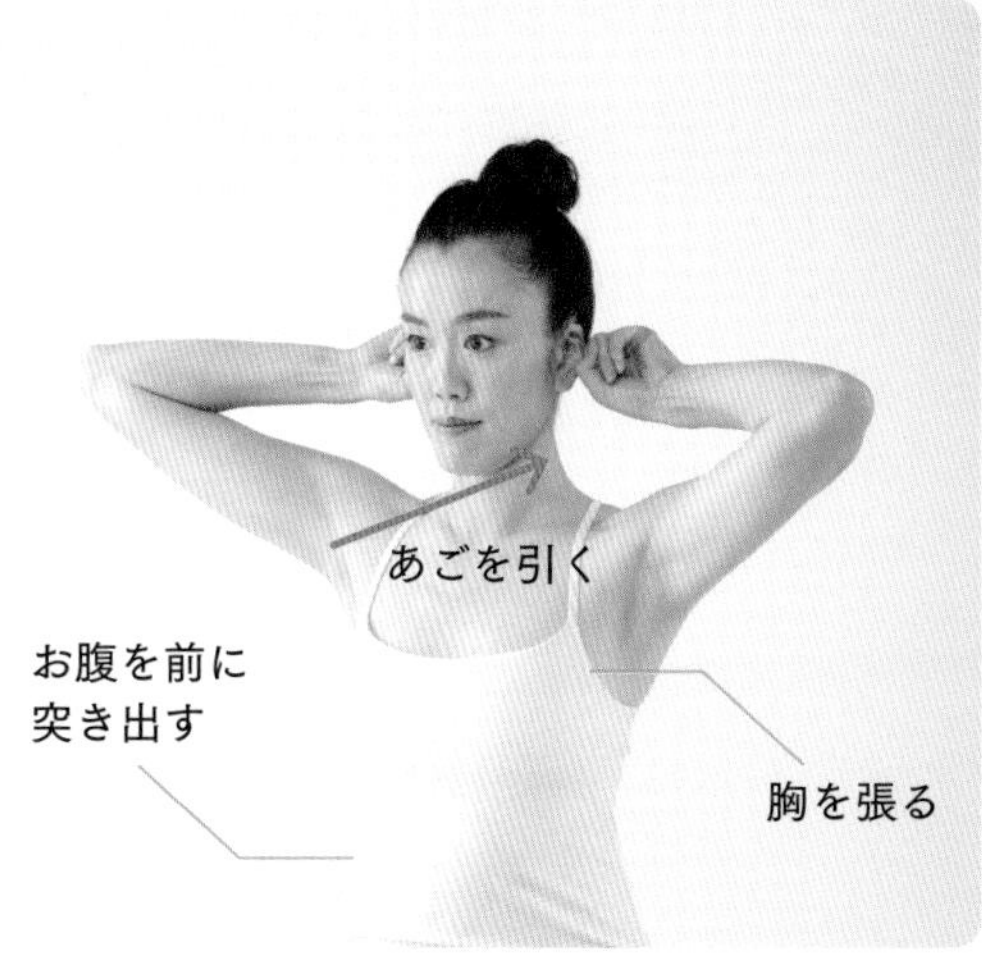
あごを引く
お腹を前に
突き出す
胸を張る

くぼみの部分を人差し指と中指でゆっくりやさしく押しながら、頭部全体を後方へ水平にスライドさせて、そのまま２秒キープする。これを10回繰り返す。①が終わったら②のくぼみも同様に行う。

2秒
×10回

2 の動作を
10 回＝ 1 セットとし、
朝・昼・晩行う

頸椎の除圧体操⑤

タオルあご引き

頸椎椎間板ヘルニア、頸椎症に。体全体をととのえ、痛みやしびれを改善します。全身を伸ばし、ほぐすのがポイント。

準備体操

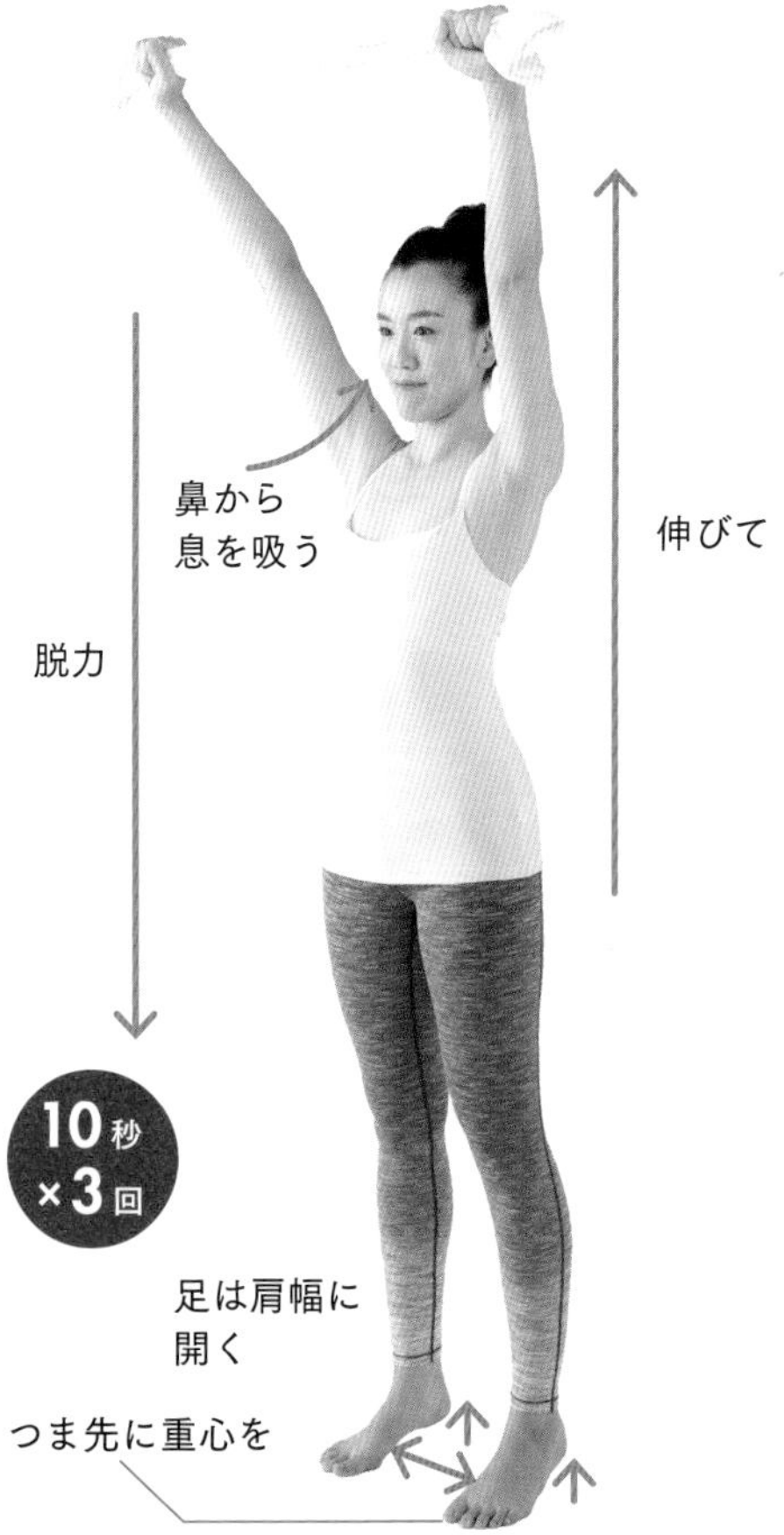

鼻から
息を吸う
伸びて
脱力
10秒
×3回
足は肩幅に
開く
つま先に重心を

①両足を肩幅に広げて立ち、細く丸めたタオルの両端を持って頭上に掲げ、鼻から息を吸いながら上方向に全身で伸びをする。
②口から細く息を吐きながら伸び姿勢を10秒キープし、その後、力を抜いて腕を下ろす。①～②を3回繰り返す。
③やり終わったら、背筋を伸ばした正しい姿勢で立つか、イスに座ってタオルあご引きを行う。

全身を伸ばしてほぐす

1 頚椎上部

①タオルの中央部を目の高さの位置に当て、軽く前方に引く。
②タオルを軽く引いたまま、口から細く息を吐きつつ頭部を後方へ水平にスライドさせる。５秒キープして元に戻す。

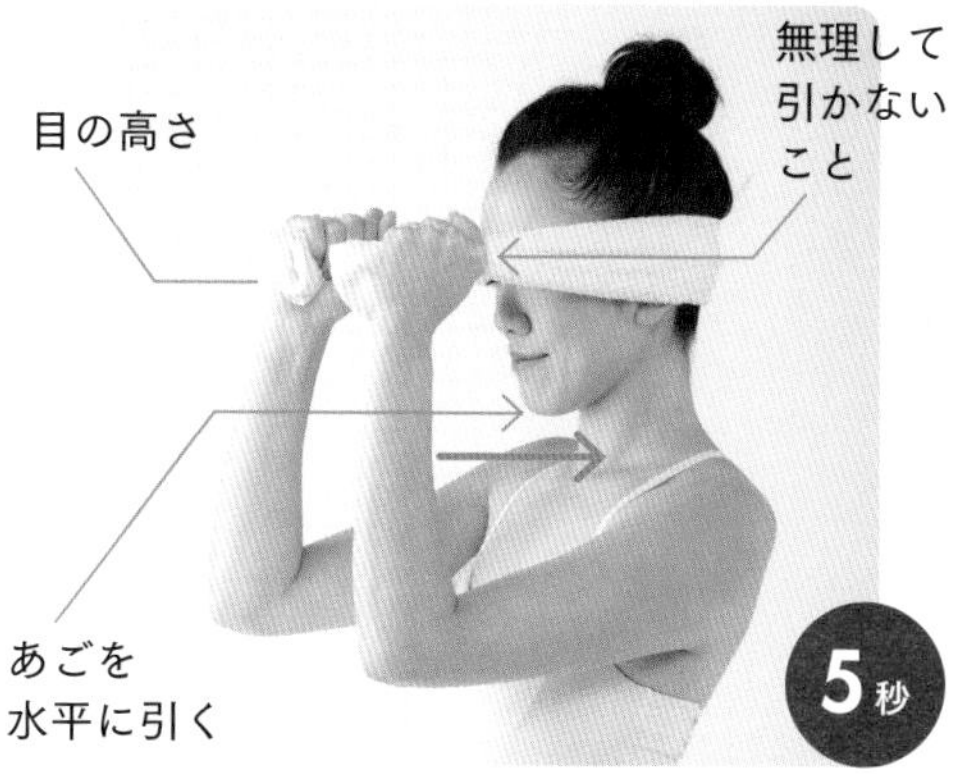
目の高さ
無理して引かないこと
あごを水平に引く
5秒

2 頚椎中央部

①タオルを頚椎中央部に当て、軽く前方に引く。
②タオルを軽く引いたまま、口から細く息を吐きつつ頭部を後方へ水平にスライドさせる。５秒キープして元に戻す。

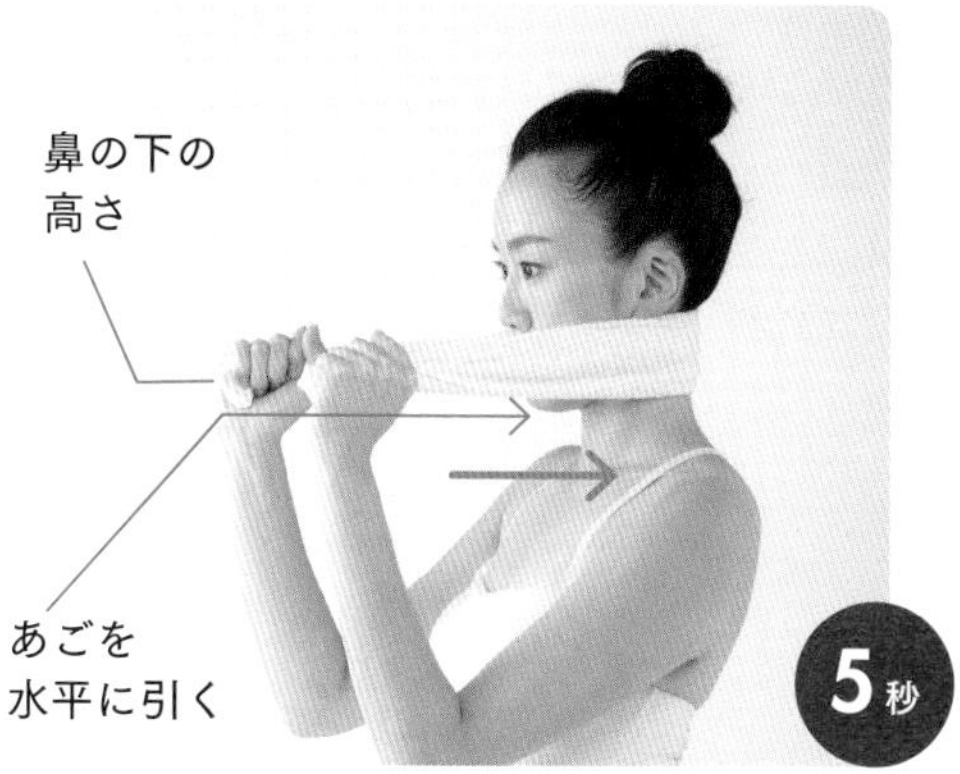
鼻の下の高さ
あごを水平に引く
5秒

3 頚椎下部

①タオルを首のつけ根の高さに当て、軽く斜め下の方向に引く。
②タオルを軽く引いたまま、口から細く息を吐きつつ頭部を後方へ水平にスライドさせる。５秒キープして元に戻す。

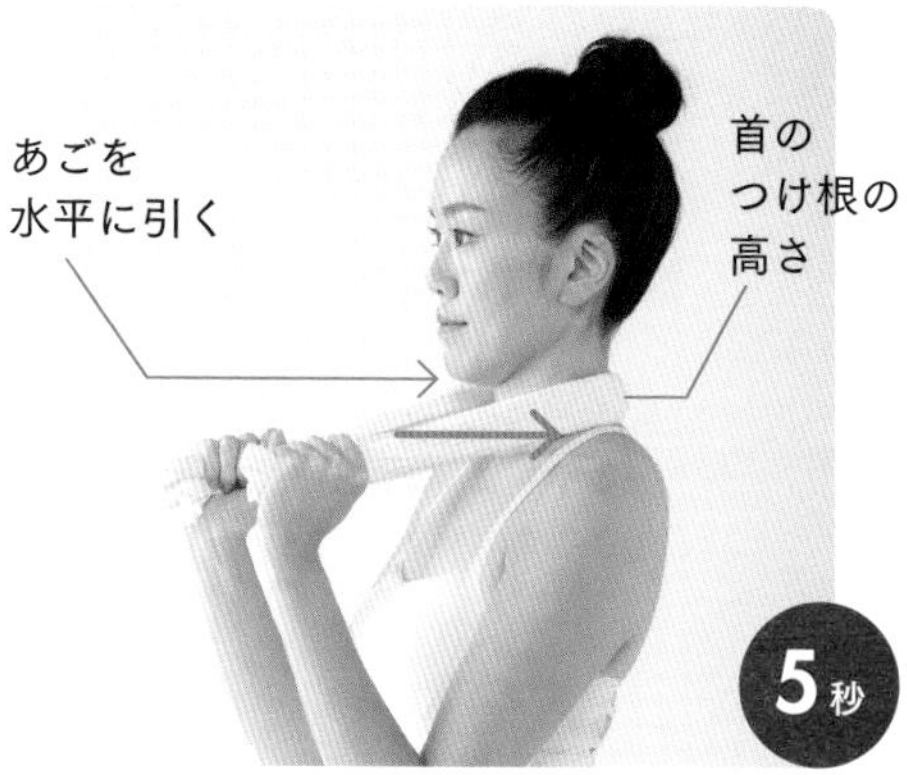
あごを水平に引く
首のつけ根の高さ
5秒

4 胸椎

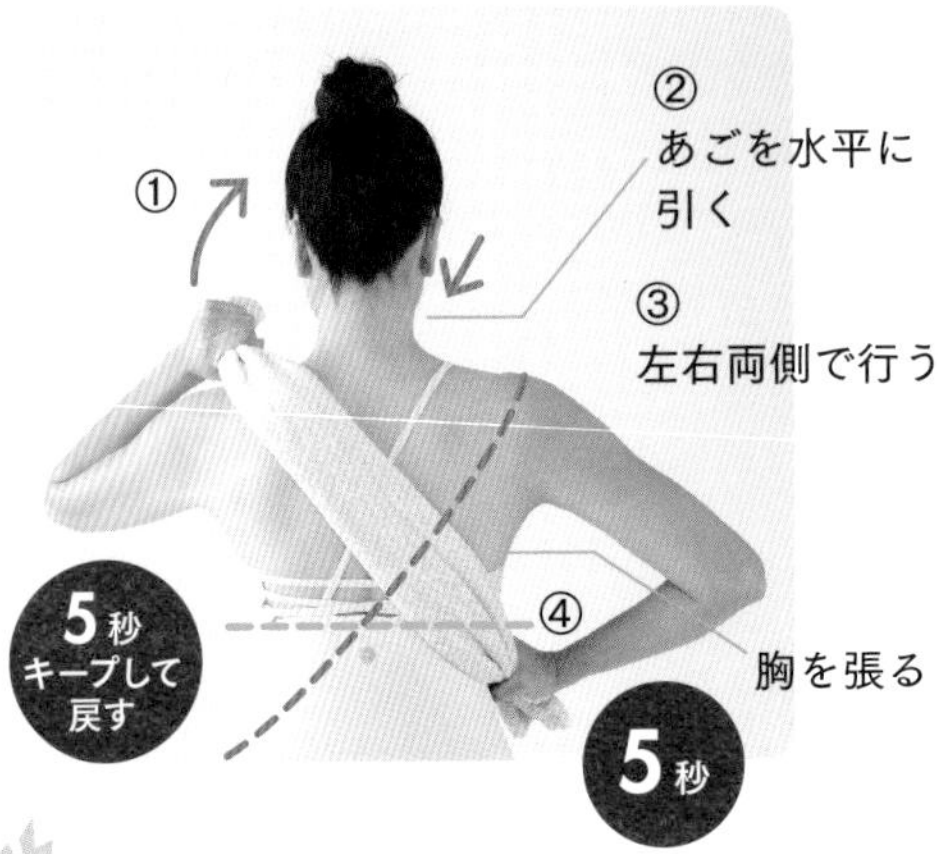
①
②
あごを水平に
引く
③
左右両側で行う
④
胸を張る
5秒
キープして
戻す
5秒

①タオルを肩から背中に斜めになるように当てる。背筋を伸ばした状態でタオルを前方に軽く引く。
②タオルを引き、頭部を後ろに水平にスライド。あごを軽く引いた姿勢を5秒キープし、元に戻す。
③タオルを持ち替えて反対側も行う。
④タオルを胸腰移行部（左の緑色の線）に当て②と同様にあごを軽く引いた姿勢を5秒キープして戻す。

左右両側で行う

5 腰椎

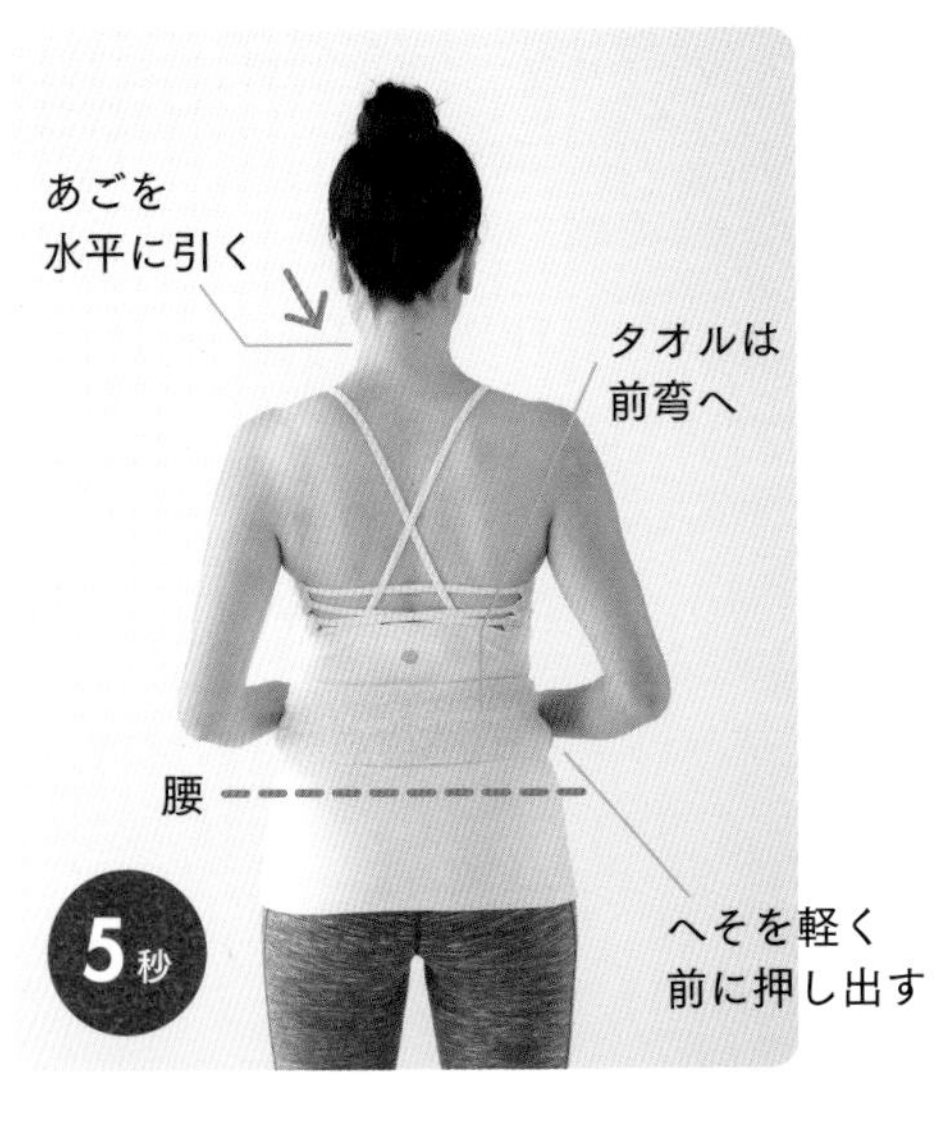
あごを
水平に引く
タオルは
前弯へ
腰
へそを軽く
前に押し出す
5秒

腰椎にある前弯にタオルを当てて、頭部を後ろに水平にスライドさせる。あごを軽く引いて５秒キープしたら、元に戻す。頸椎だけで起きているのではなく背部、腰椎を生理的Ｓ字カーブに戻すことを意識する。

ポイント

- 顔を下に向けたり首を反らしたりせず、あごを水平に引く
- 症状を確認しながらゆっくりじっくり、やさしく行う
- 背骨全体のＳ字カーブを自然の状態に戻す意識で行う

整理体操

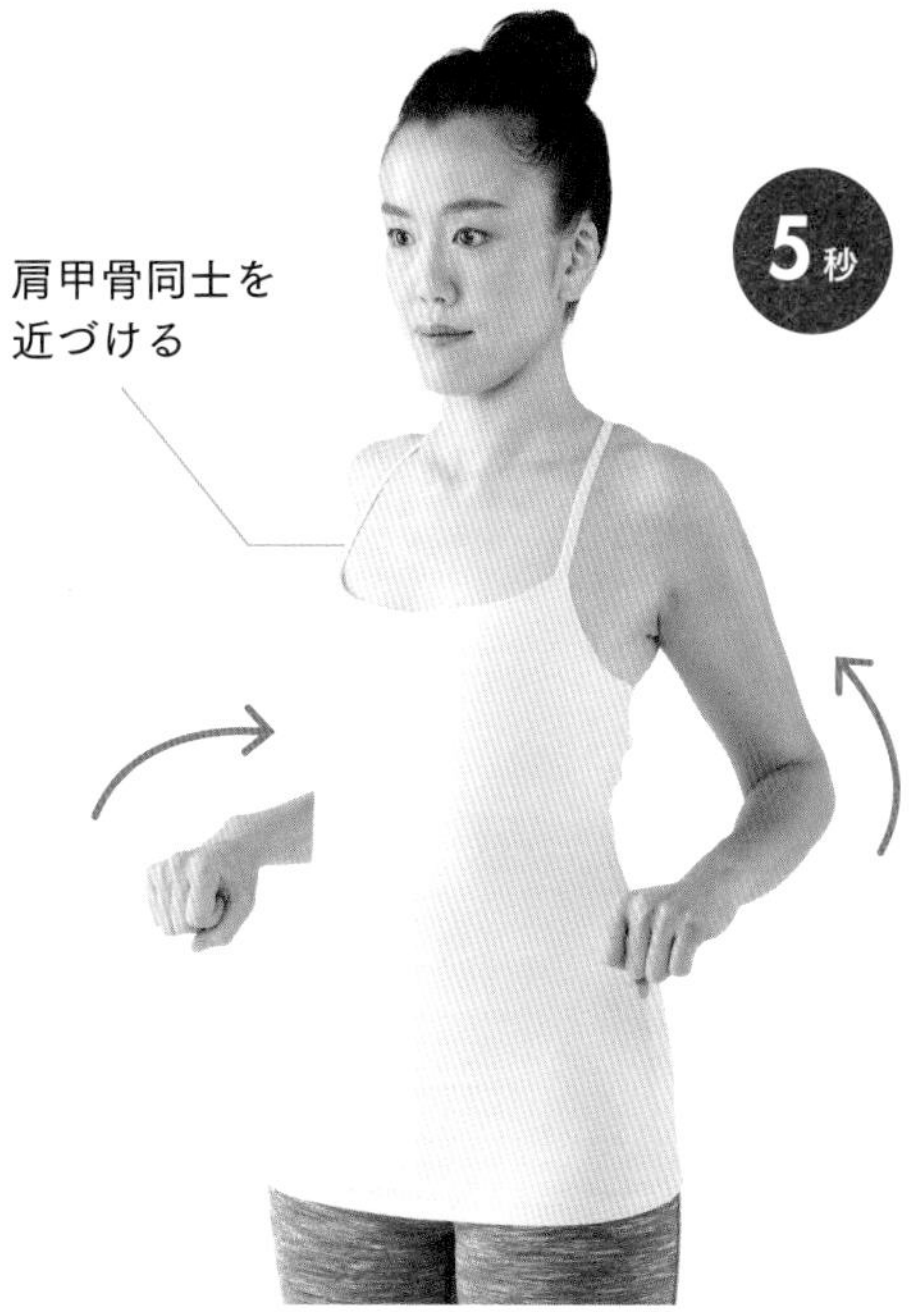

①背筋を伸ばして両腕のひじを軽く曲げる。胸を開き、肩とひじを後ろに引いて5秒キープしたら元に戻す。

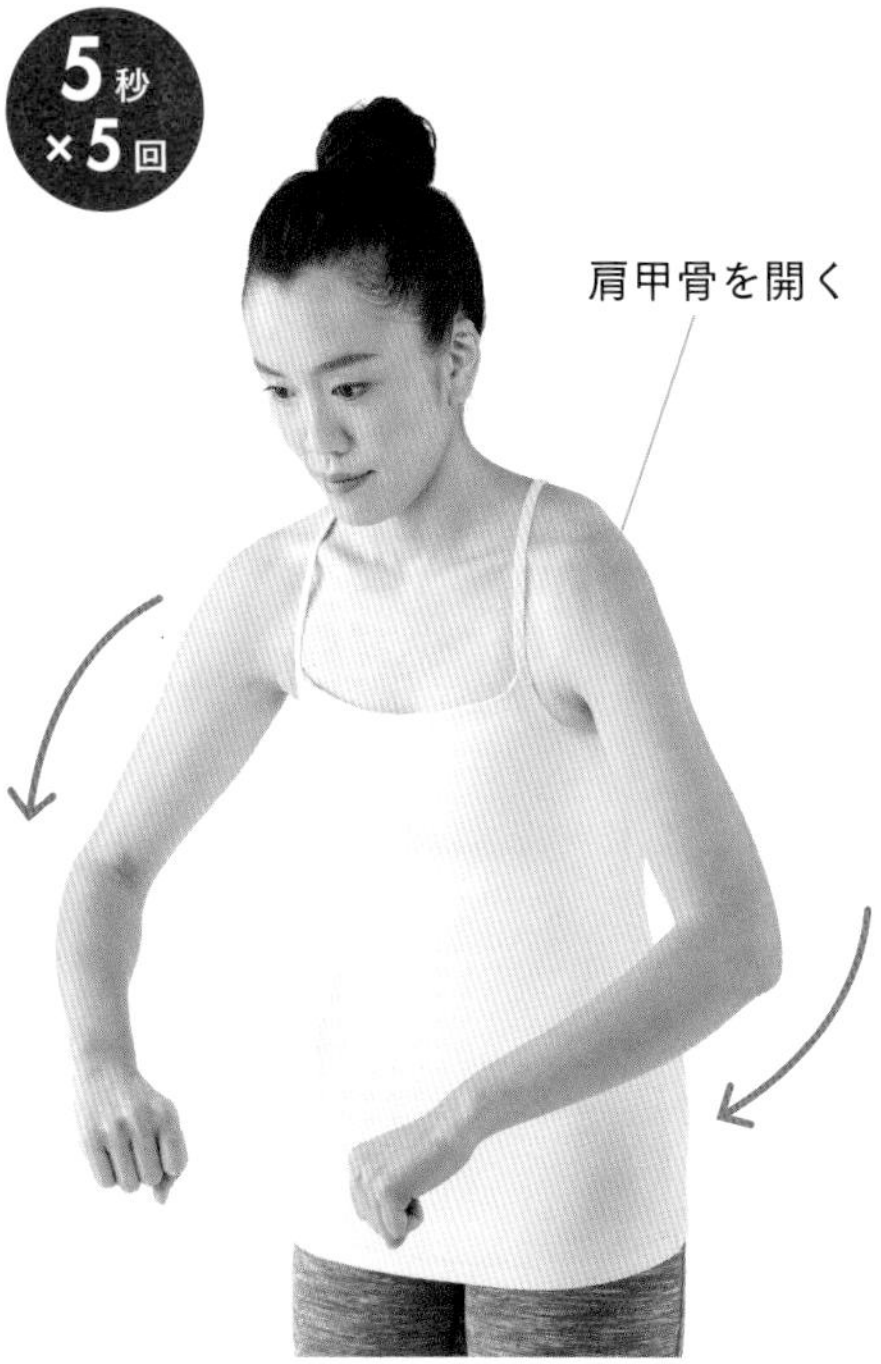

②肩甲骨を開くように、肩とひじを前に出し、5秒キープしたら元に戻す。

①②を1セットとして、5回繰り返す。

肩甲骨まわりをほぐす

準備体操、1～5、整理体操＝1セットとし、
1日5セット行う

腰椎の除圧体操①

立って行う除圧体操

背筋を伸ばす体操で、肩甲骨をととのえ胸椎、腰椎まわりの動きをよくし、坐骨神経の圧迫を取ります。

1 両手を組んで背伸びをする

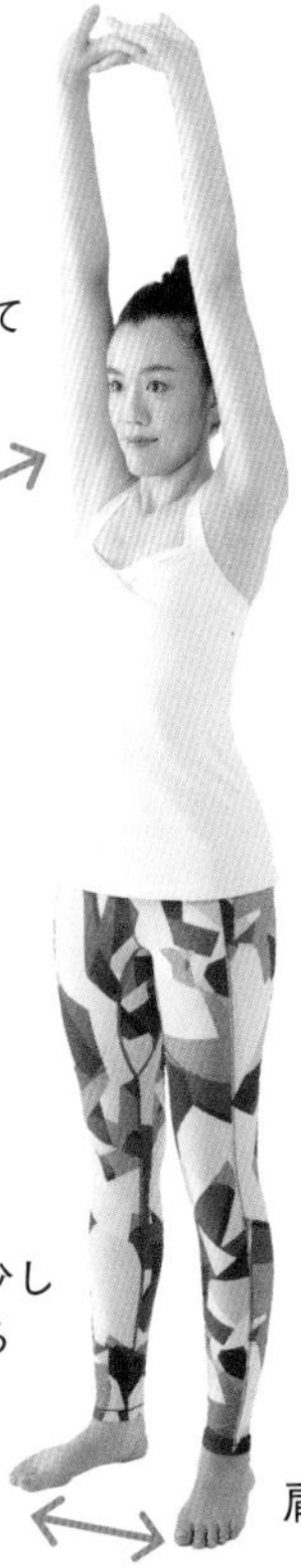

鼻から吸って
口から吐く

両足を肩幅に開き、
両手を頭上で組み、
背中、腰、足を伸ばし、5秒キープ。

つま先を少し
外に向ける

5秒

肩幅に開く

準備体操

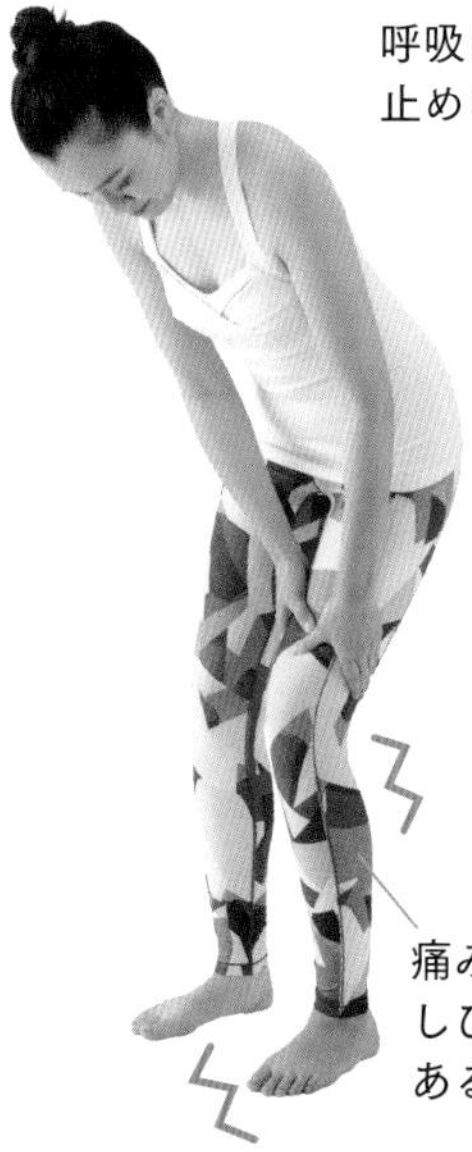

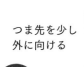

呼吸を
止めない

痛み・
しびれの
ある方の足

痛い方の太ももやお尻を手でさすり、筋肉の硬直をほぐす。

2 背伸びをやめ5秒脱力する

背伸びの姿勢をやめたら、５秒脱力する。

5秒

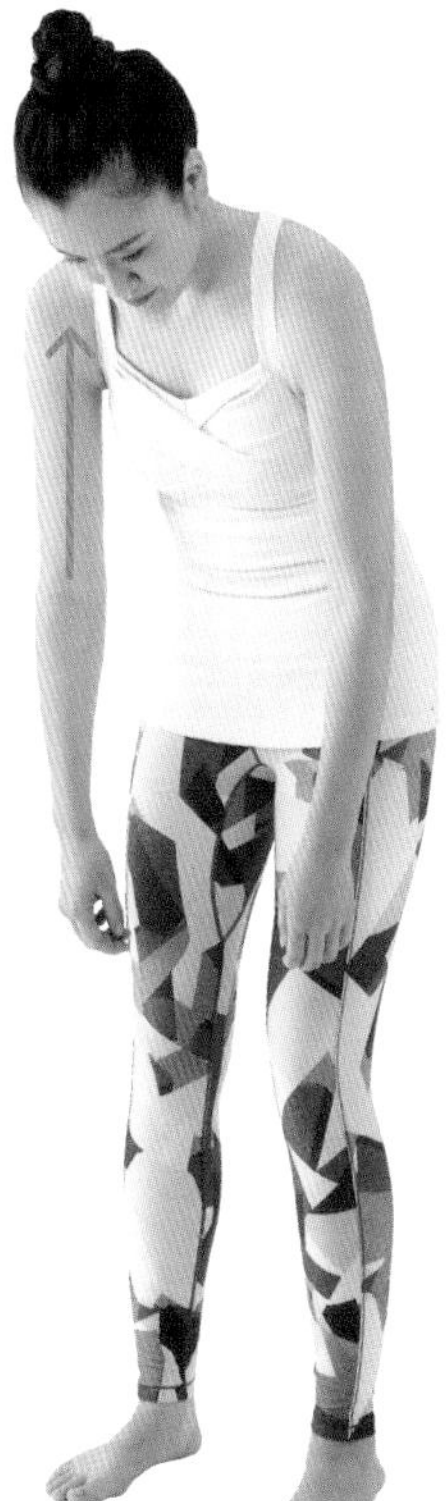
息を吸う

3 腰をゆっくり曲げてしゃがむ

痛い方の足を少し前に出し、もう一方の足は後ろに引いて腰を落としてしゃがむ。腰を丸めた状態で、前に出した足首に両手を添えた状態で、５秒脱力する。

5秒

体全体を丸める
息を吐きながら
痛み・しびれのある方の足

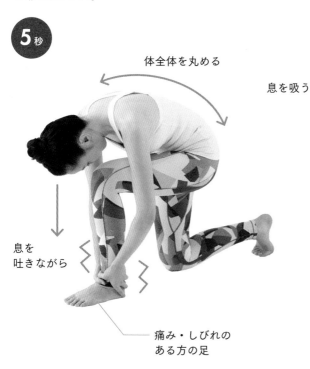

1～3の動作を1セットとし、
歩行中や家事の合間に1日3セット行う

腰椎の除圧体操②

寝て行う除圧体操

脊柱管狭窄症の改善には神経の圧迫を取り除くことが重要です。寝て行う除圧体操で姿勢を正し、硬直した筋肉や関節をほぐしましょう。神経の緊張を解いたり血流を促すこともでき、脊柱管や椎間孔を広げる、脳脊髄液の循環を促す、心身をリラックスさせるなど、さまざまなことが期待できます。寝て行うので、高齢者は転倒の危険がなく、安全にできます。

準備体操

首が痛む・しびれる場合

首を手で軽く押さえて反対の手を前後左右に動かす。
※強く押さないこと！

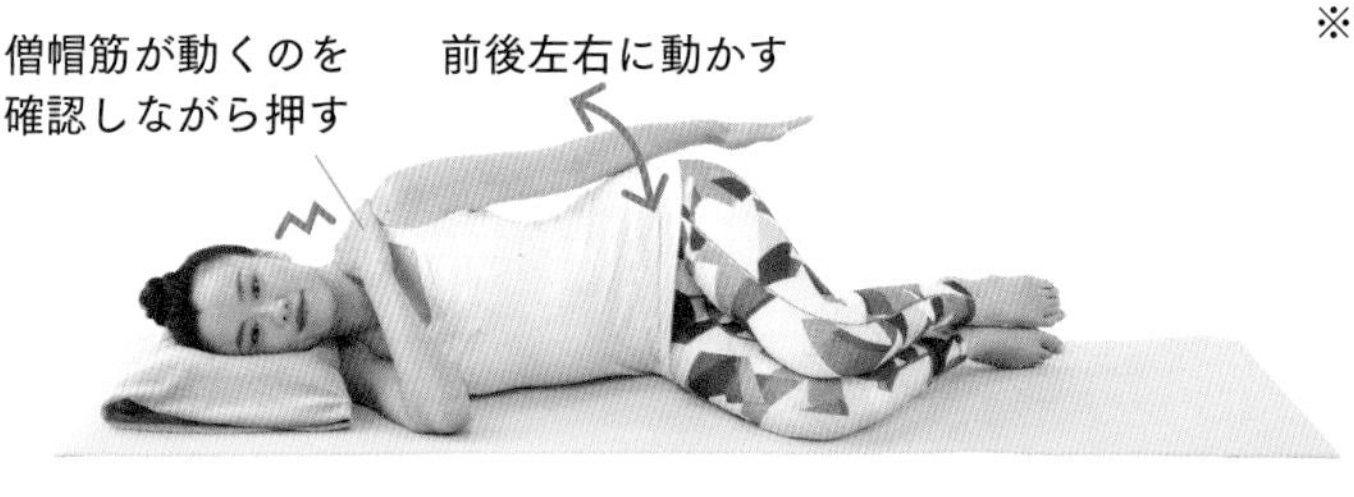
僧帽筋が動くのを確認しながら押す
前後左右に動かす

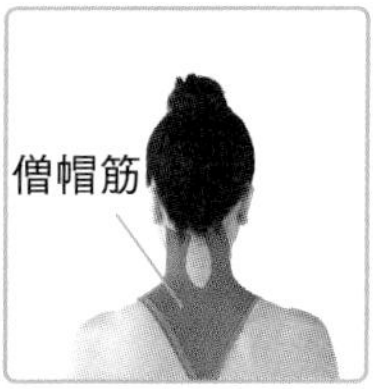
僧帽筋

足が痛む・しびれる場合

手前の手は足のつけ根、奥の方の手は坐骨に手を軽く置いて、軽くひざ・股関節を曲げ伸ばしする。

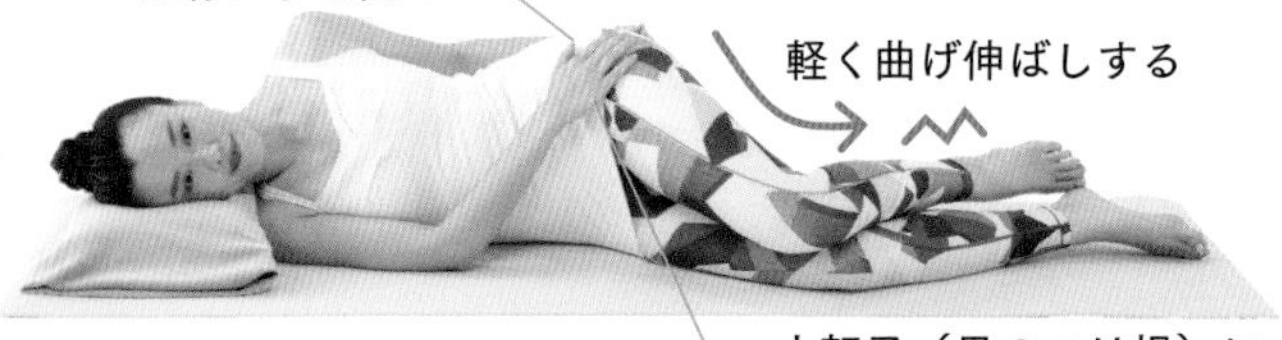
坐骨に手を置く
軽く曲げ伸ばしする
大転子（足のつけ根）に手を置く

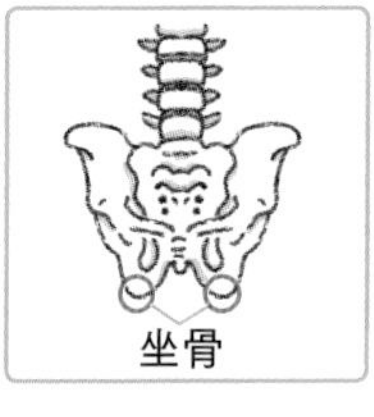
坐骨

1 両手を組み伸びをする

5秒

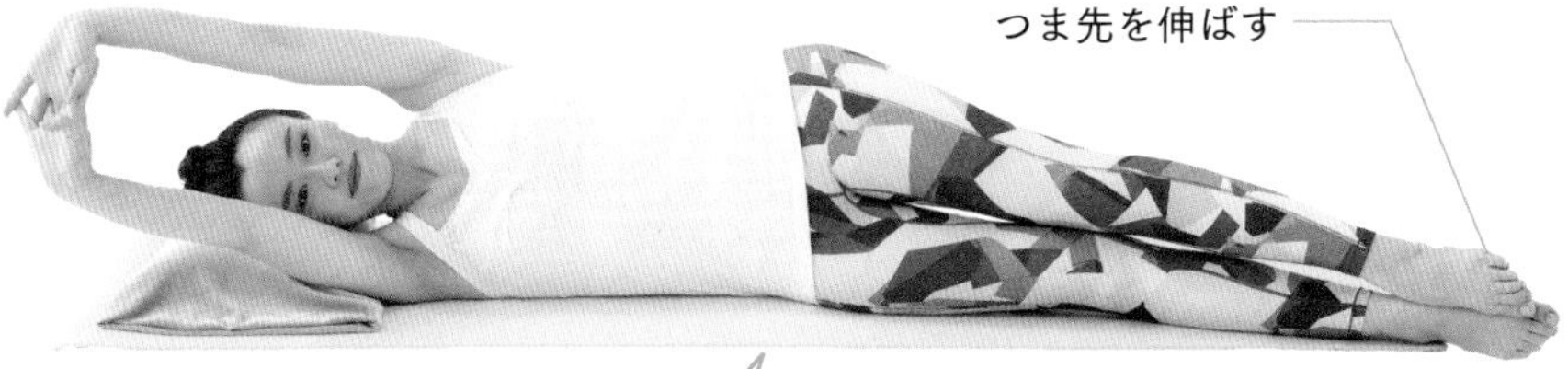
つま先を伸ばす

両手を頭上に組み、腕や背中、腰、足など全身の筋肉をストレッチするように伸びをし、5秒キープ。

上から見たポーズ
腰は反らさない

2 腰を少し丸めて5秒脱力する

背伸びの状態をやめたあと、腰を少し丸めた状態で5秒脱力する。

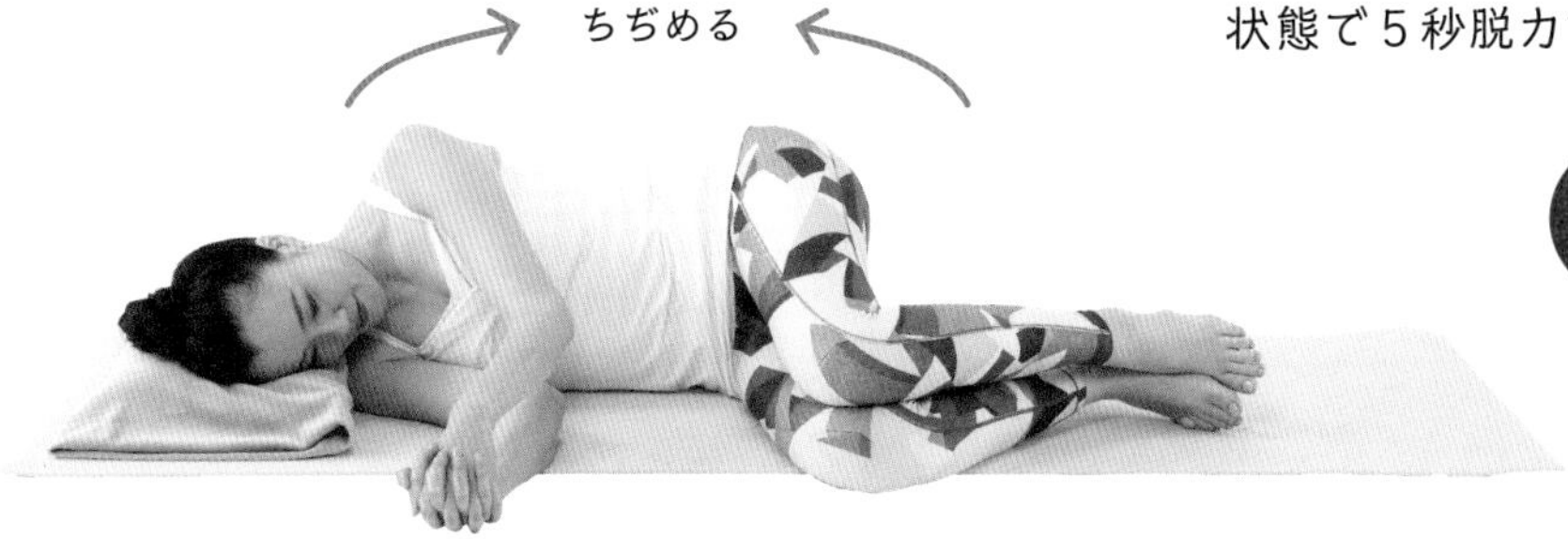
ちぢめる

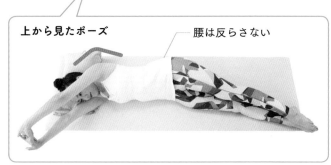

5秒

3 腰をさらに丸め 両ひざを抱えて5秒脱力する

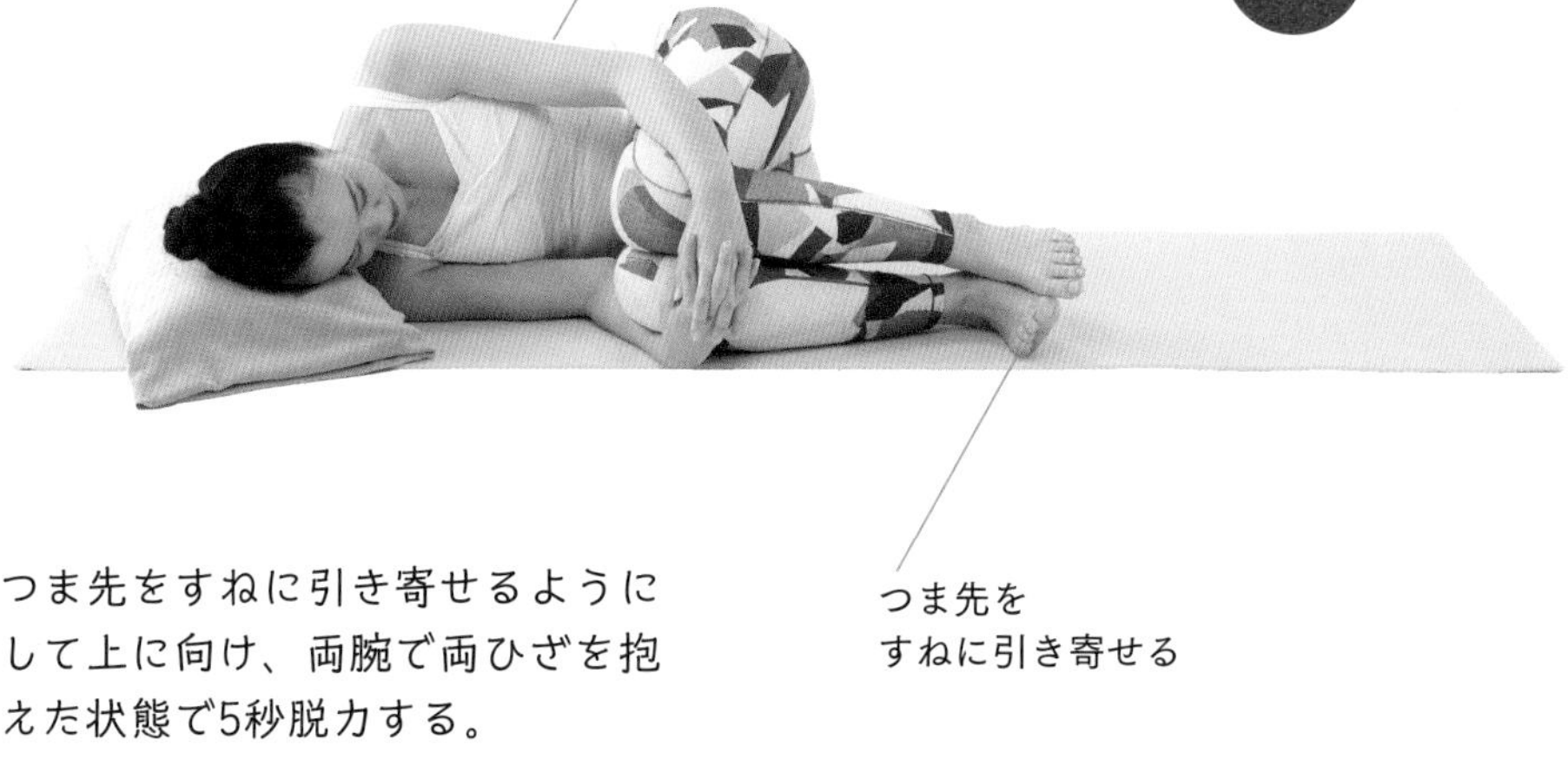
腰を丸めて
ゆるめる
5秒
つま先を
すねに引き寄せる

つま先をすねに引き寄せるようにして上に向け、両腕で両ひざを抱えた状態で5秒脱力する。

1～3の動作を1セットとし、起床時と就寝前に各5セット行う

腰椎の除圧体操③

おじぎ仙骨スライド

外出中の間欠跛行の改善が期待できます。立った状態でも、イスに座ったり寝た状態でもできます。

立って行う

おじぎを
するように
痛くない方の
足に体重を
かける
痛み・しびれの
ある方の足は
後ろに
5回

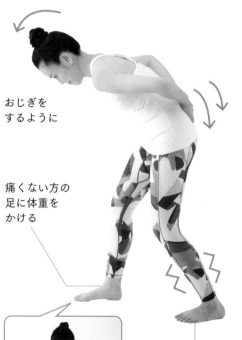

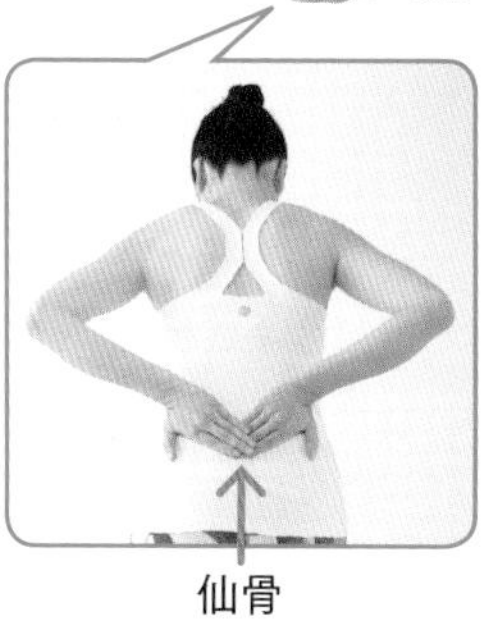
仙骨

1 痛い方の足を後ろに引く

痛み・しびれのある方の足を後ろに引いて立つ。

2 両手を後ろに

両手を後ろに回して指先を重ね、お尻上部にある仙骨の出っ張り部分に当てる。

3 仙骨の出っ張りをさする

おじぎをするように上体を深く前に倒し腰を丸め、仙骨の出っ張りを5回下に向かってやさしくさすって押す。

イスに座って行う

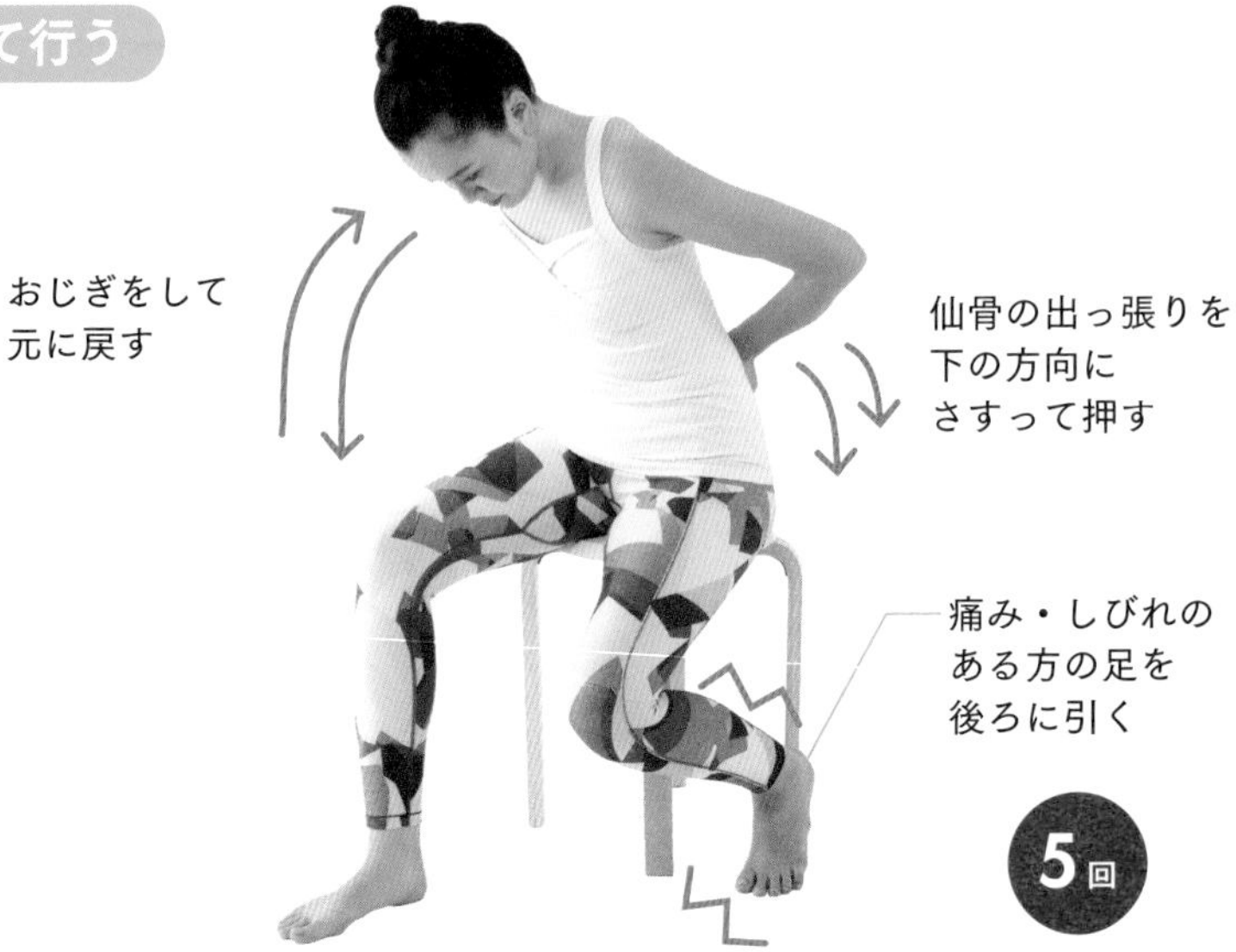
おじぎをして
元に戻す
仙骨の出っ張りを
下の方向に
さすって押す
痛み・しびれの
ある方の足を
後ろに引く
5回

寝た状態で行う

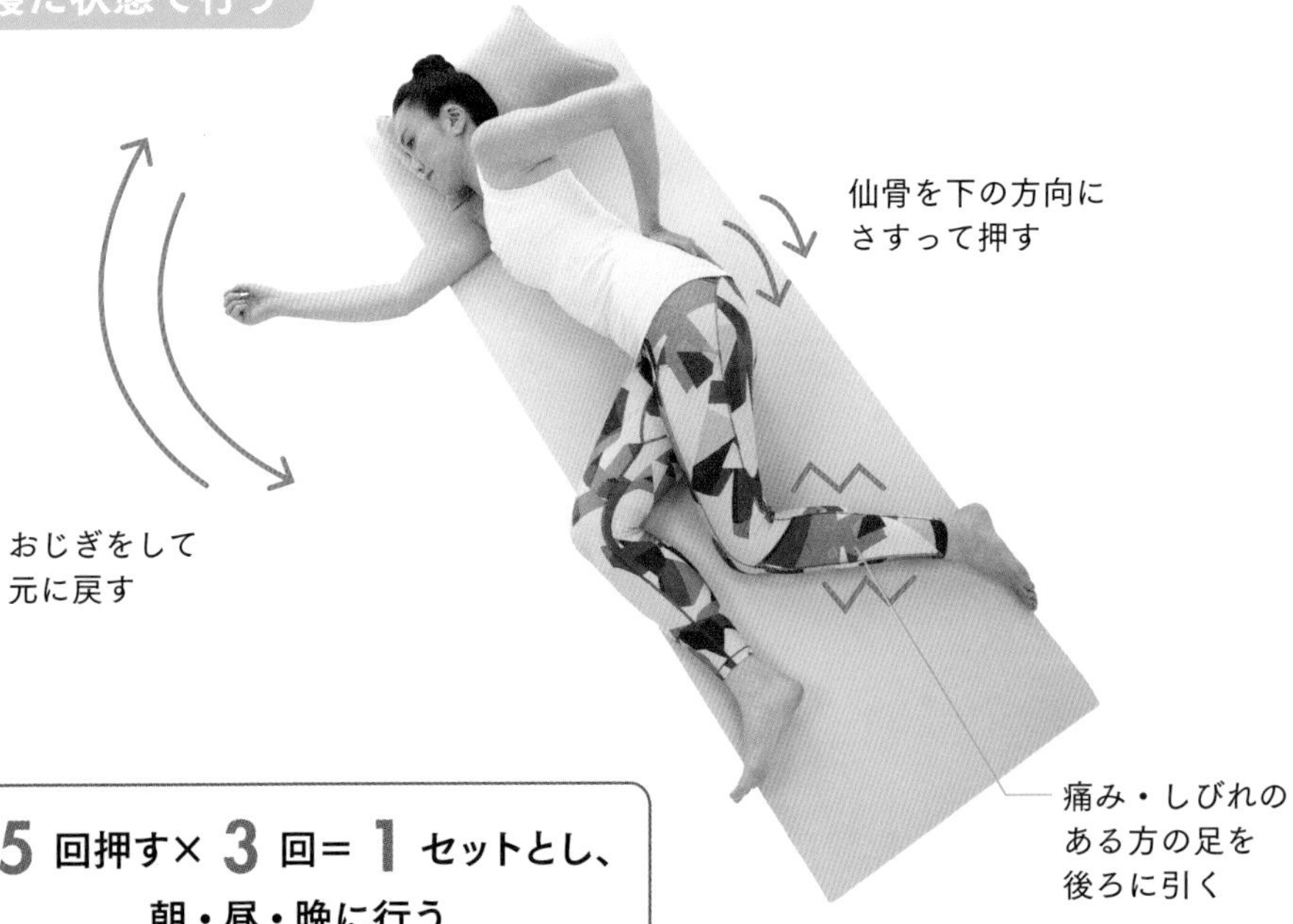
仙骨を下の方向に
さすって押す
おじぎをして
元に戻す
痛み・しびれの
ある方の足を
後ろに引く

**5 回押す× 3 回＝ 1 セットとし、
朝・昼・晩に行う**

腰椎の除圧体操④

ひざ抱え

ひざ抱えを行うと、腰椎が柔軟になり、狭窄していた脊柱管や椎間孔が広がり、神経にかかっていた圧迫がゆるみます。腰痛や足のしびれがつらいときにもお勧めです。毎日続けましょう。

1 あおむけに寝て力を抜く

床にあおむけになり、全身の力を抜く。両太ももの外側と裏側を両手で1分程度さする。

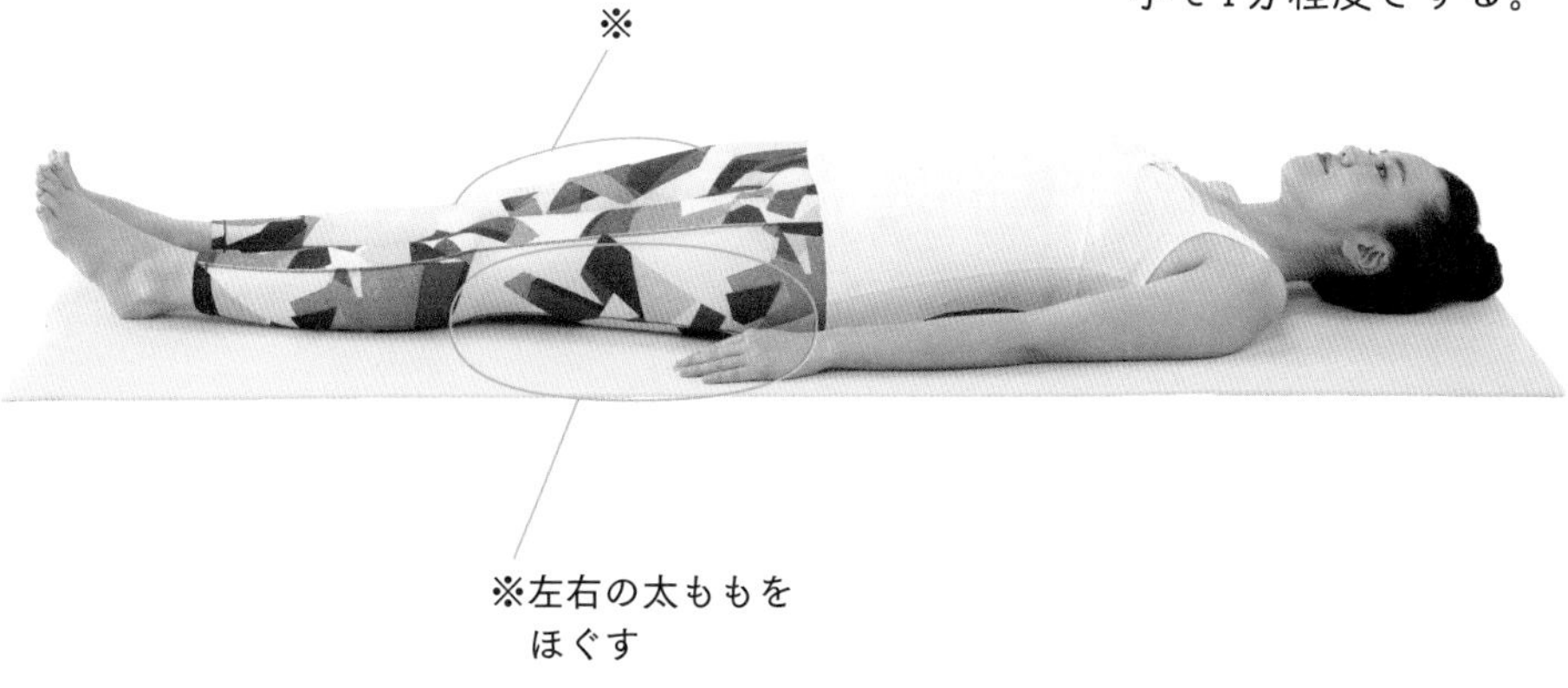

2 両ひざを90度に立てる

あおむけのまま、
両ひざを90度に
曲げて立てる。

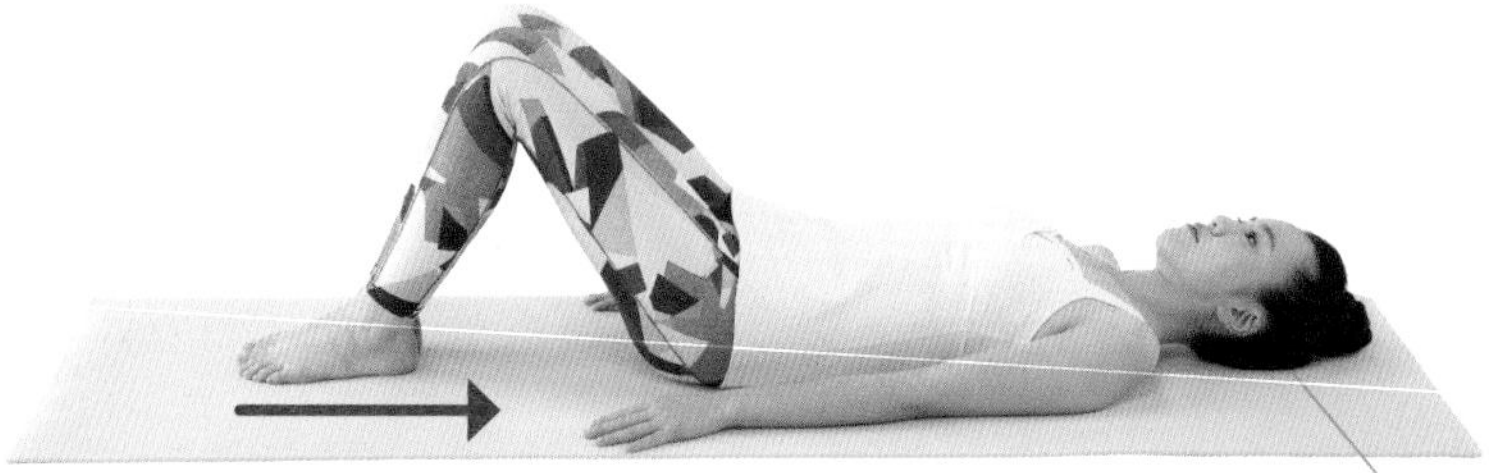
足をすべらせるように
スライドさせる
頭を床につける

3 両手で両ひざを抱える

両手で両ひざを抱え、ひざ頭を胸まで引き寄せる。腰を丸めてお尻を浮かせるのがポイント。20秒キープしたら、1の姿勢に戻り、10秒休む。

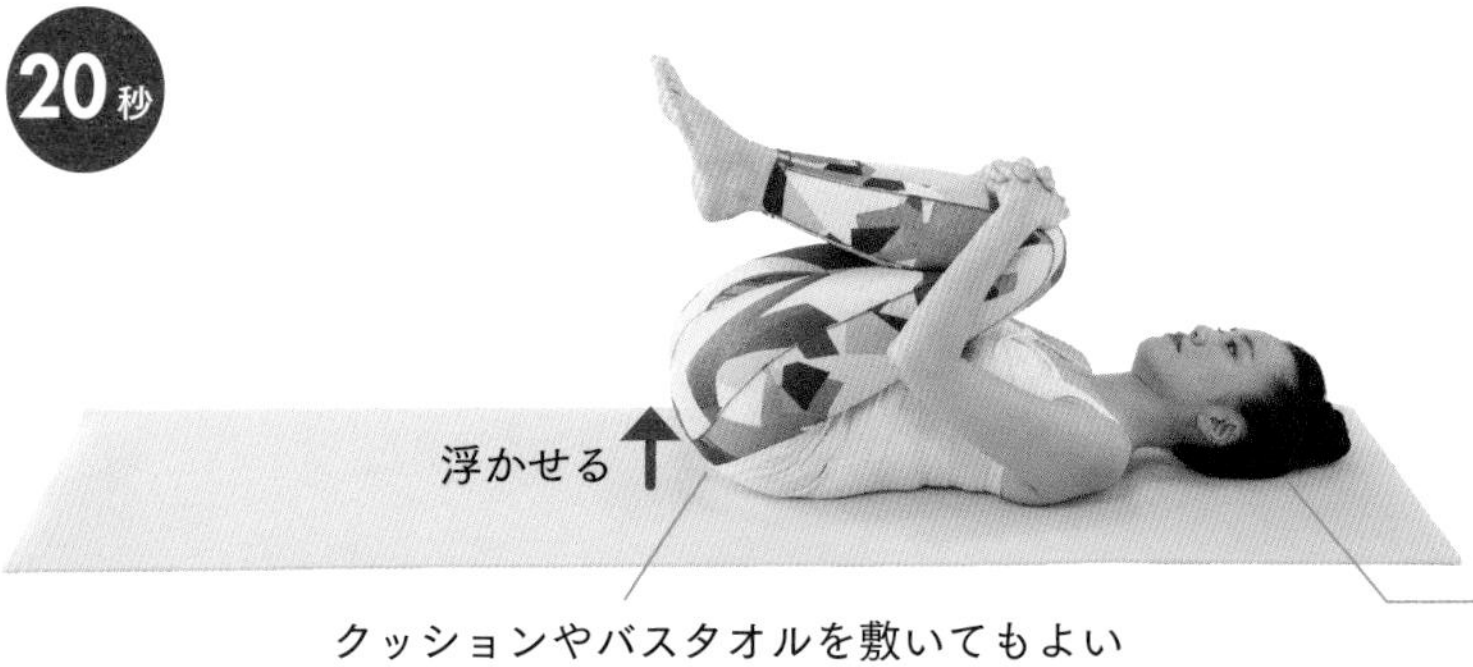
20秒
浮かせる
頭を床につける
クッションやバスタオルを敷いてもよい

**1～3の動作を2回繰り返す＝1セットとし、
朝・晩に各1～2セット行う**

腰椎の除圧体操⑤

ネコ伸び体操

腰痛によるしびれには、腰椎のこわばりを取る必要があります。この体操は、体幹を強化して脊柱管の狭窄部にかかる負担を減らすことが期待できるので、ぜひ続けてください。

1 四つん這いになり背中を伸ばす

床に四つん這いになって、背骨本来のS字カーブを意識する。痛みやしびれの症状がひどくならない範囲で、背中をまっすぐに。

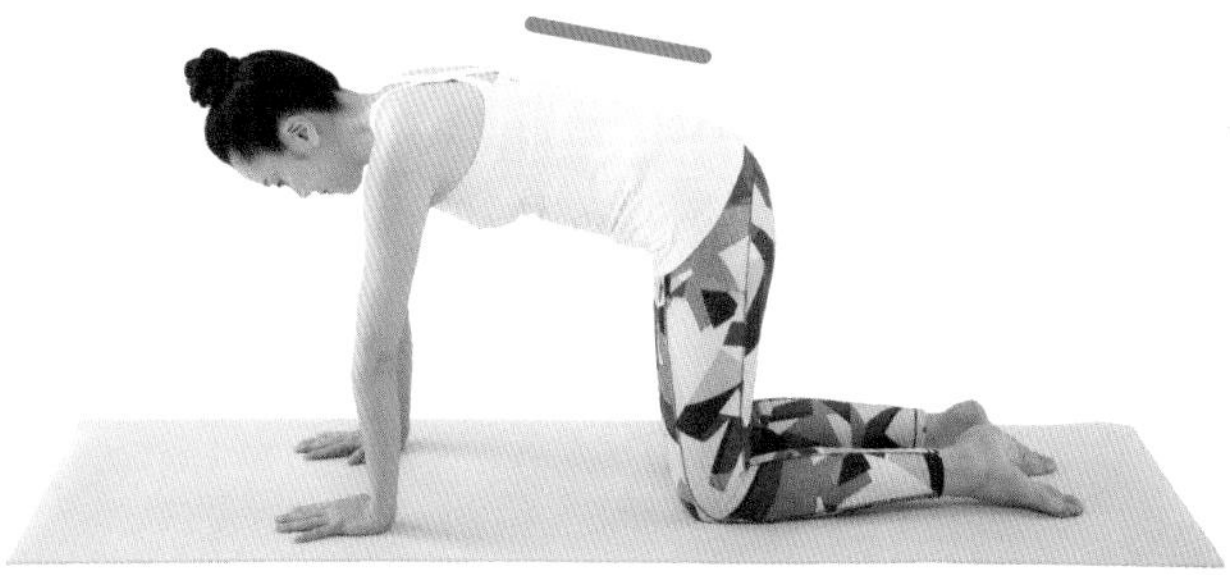

2 お腹を床方向に下げる

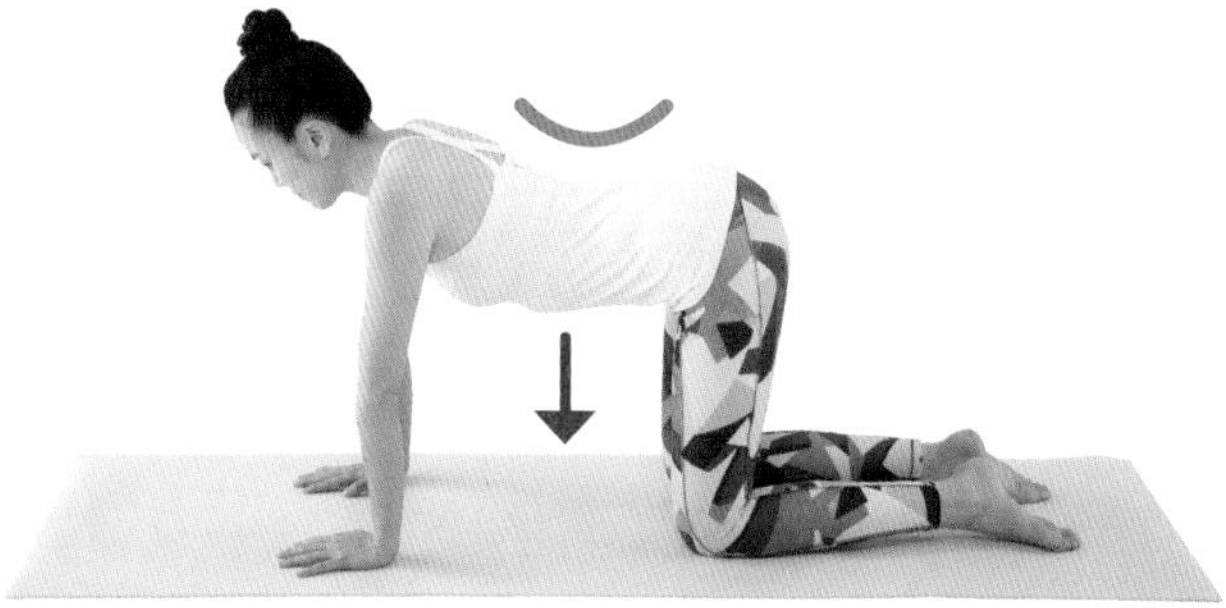

5秒

肛門の力を抜き、背中を少し反って弓なりになるように下にお腹を下げる。この状態を5秒キープ。

3 お腹をへこませて背中を丸める

肛門にゆっくり力を入れながらお腹をへこませ、5秒キープ。

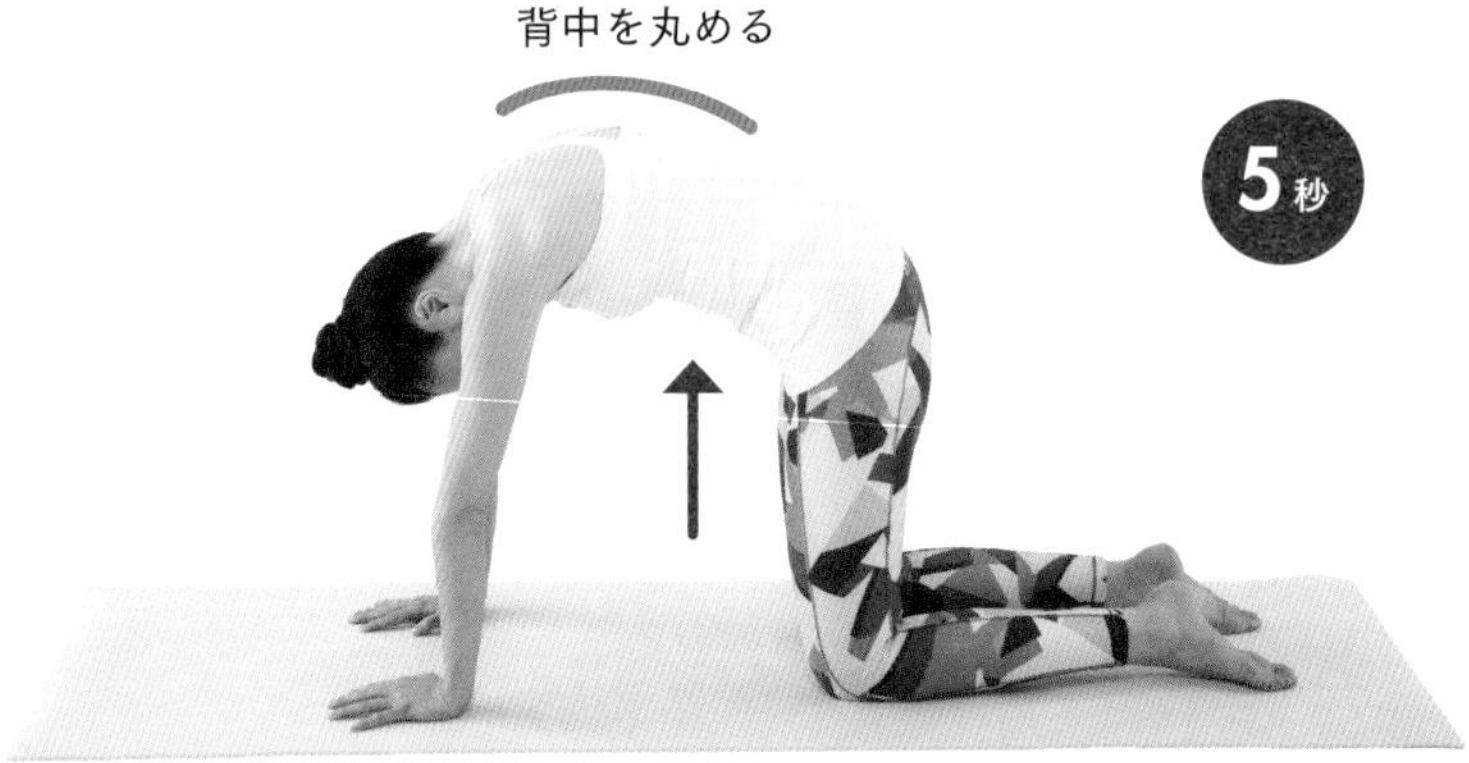
背中を丸める
5秒

4 体を左右に動かす

背中を反らし、体を左右に動かす。

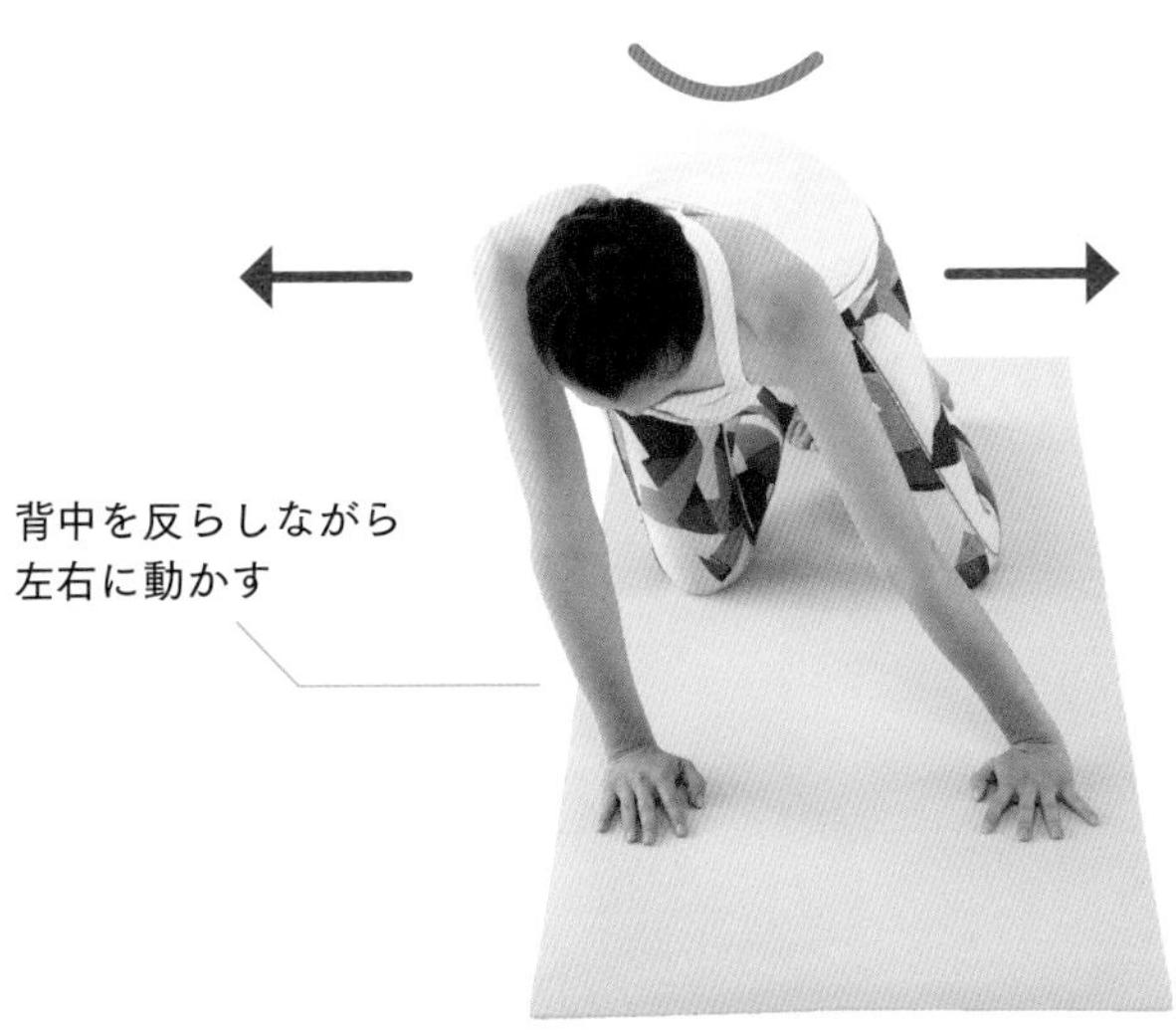
背中を反らしながら
左右に動かす

5 体を前後に動かす

四つん這いになって体を前後に動かす。

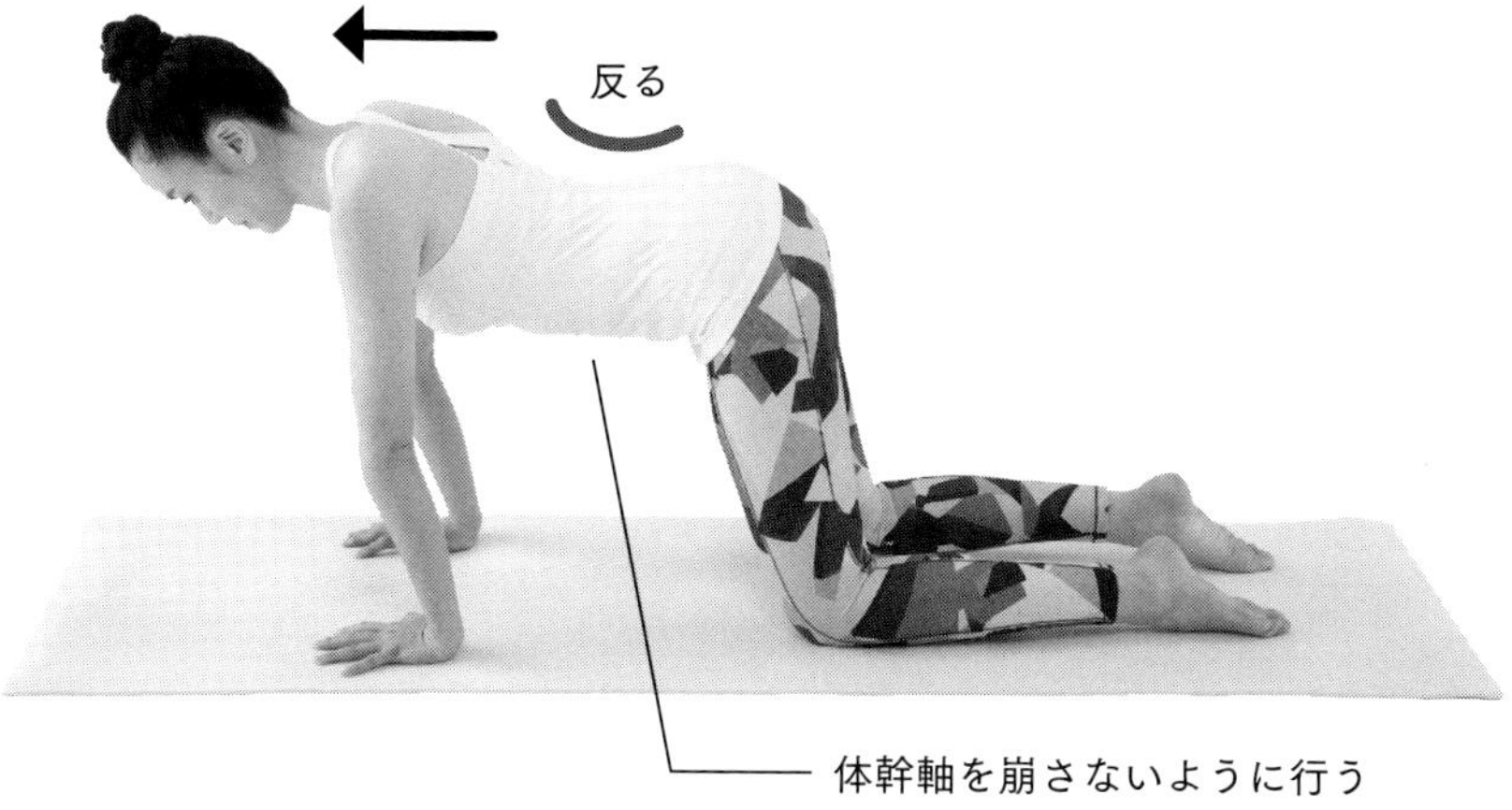
反る
体幹軸を崩さないように行う

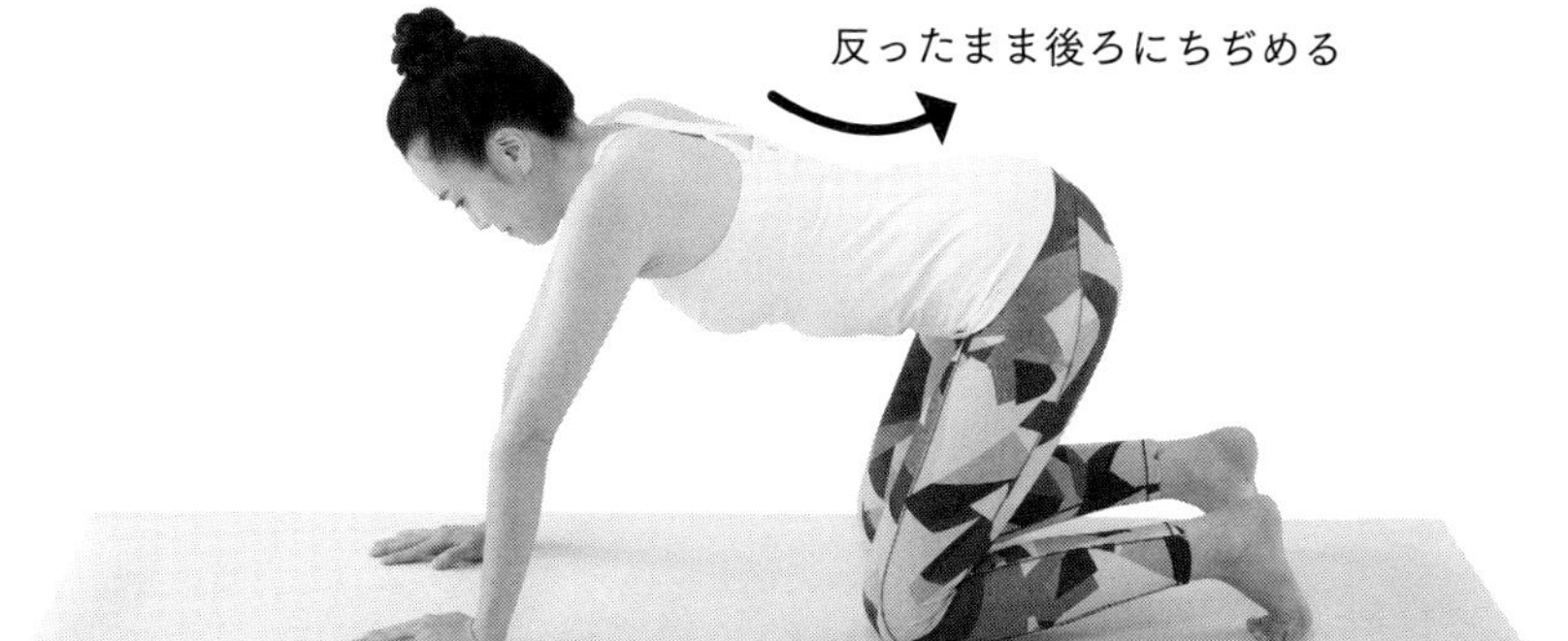
反ったまま後ろにちぢめる

1～5の動作を1セットとし、
朝・昼・晩各10セット行う

つま先起こし

腓腹《ひふく》筋やヒラメ筋をほぐすことで痛みやしびれ、脊柱管狭窄症の方に多く見られるこむら返りの対策になります。

1 足を前に伸ばす

痛み・しびれのある方の足を前へ(写真は左足の場合)。床にかかとをつけたまま、つま先を天井に向けて起こし、ふくらはぎを10秒伸ばし、そのあと力を抜く。

10秒 伸ばす

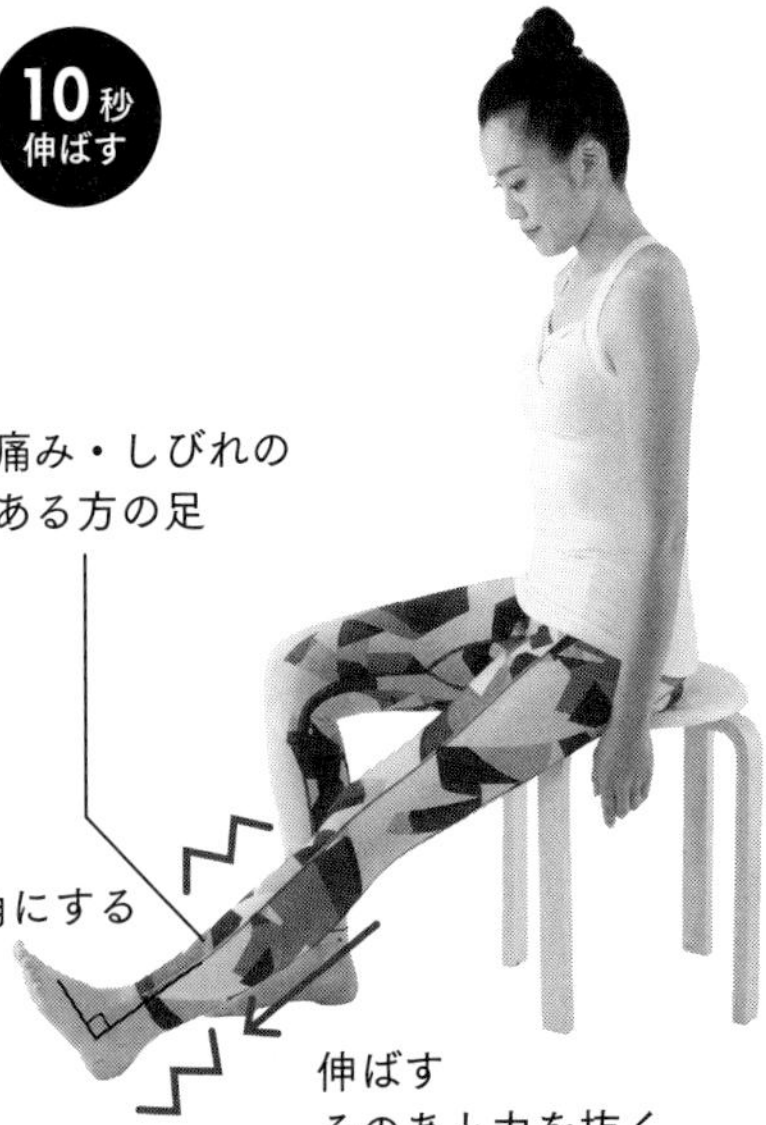
痛み・しびれのある方の足
直角にする
伸ばす
そのあと力を抜く

準備としてふくらはぎのプッシュオフ

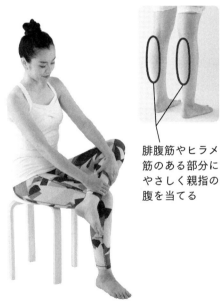

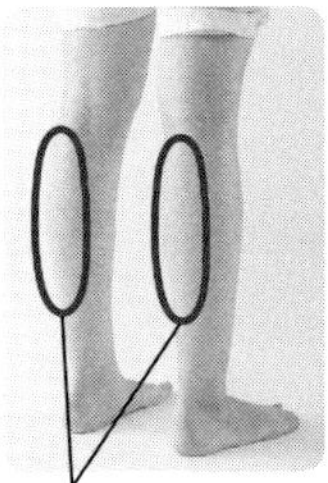
腓腹筋やヒラメ筋のある部分にやさしく親指の腹を当てる

ふくらはぎに親指の腹を当ててじわっと押し込み、3～4秒たったら指先をパッと離す。

2 足を後ろに伸ばす

イスの左側に立ち、左足を後ろに引き、床につま先をつける。アキレス腱を10秒伸ばす。

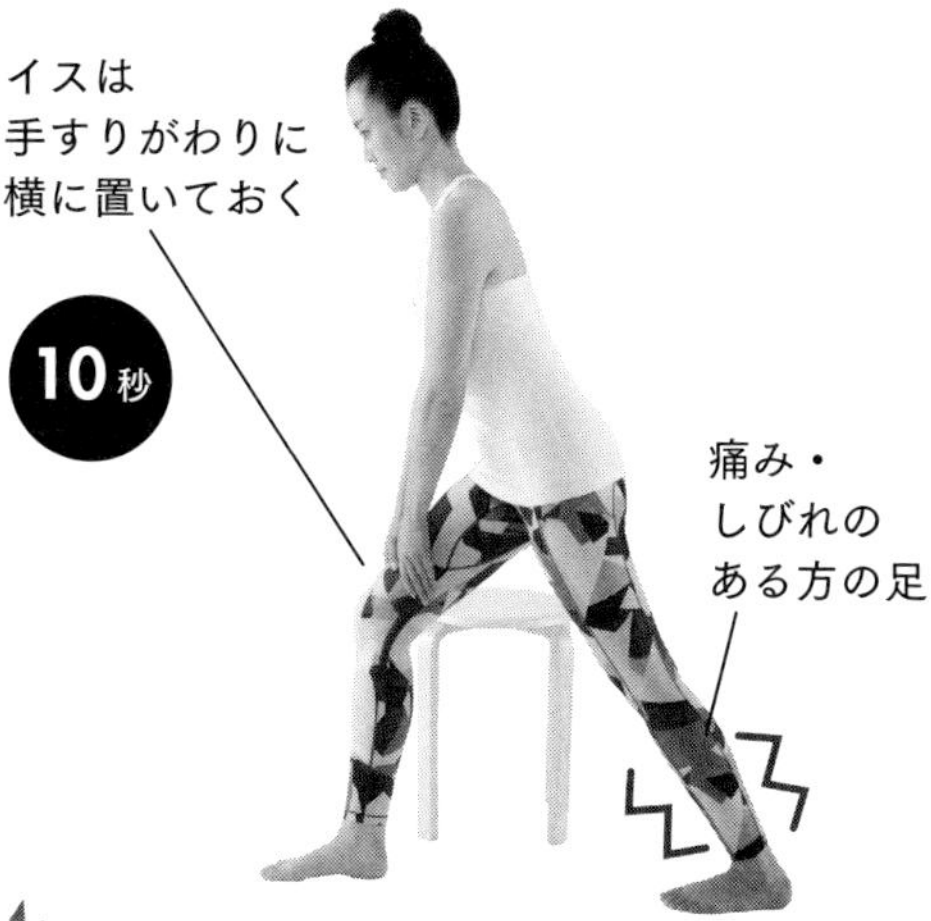
イスは
手すりがわりに
横に置いておく
10秒
痛み・
しびれの
ある方の足

3 足を斜め方向に開く

斜め45度の方向に足を開く。つま先を起こし、ふくらはぎを10秒伸ばし、そのあと力を抜く。

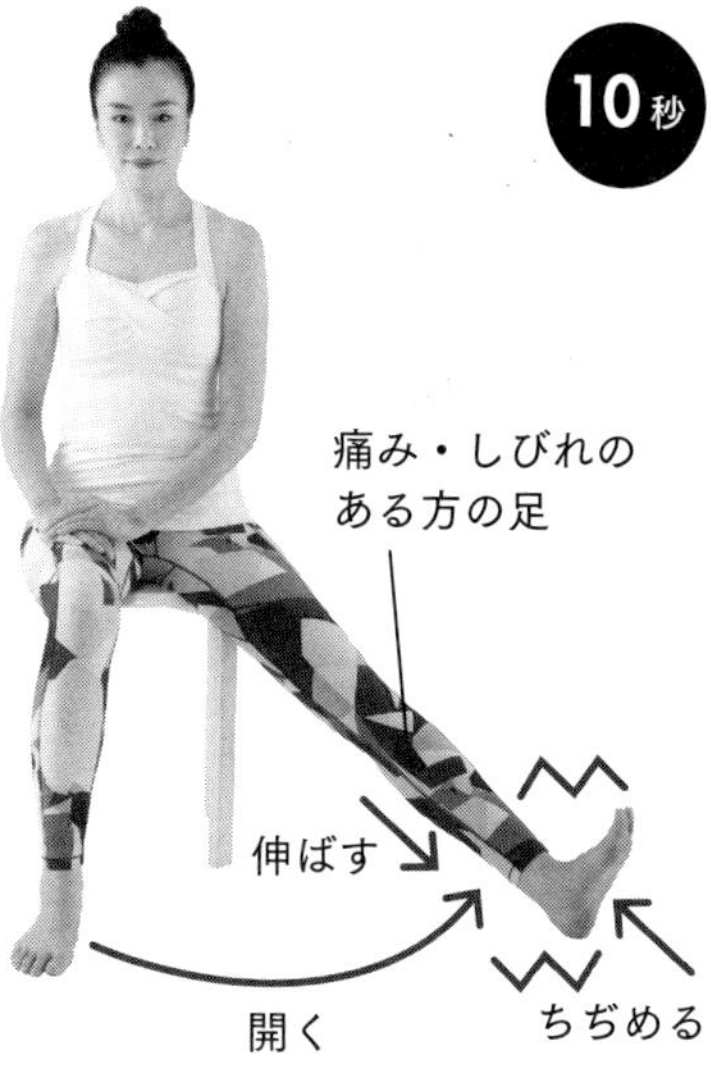
10秒
痛み・しびれの
ある方の足
伸ばす
開く
ちぢめる

4 足を左右に倒す

しびれのある方の足を前に伸ばし、つま先を天井に向けて起こす。つま先を内側に倒してふくらはぎを10秒伸ばす。次に外側に倒してふくらはぎをさらに10秒伸ばす。

10秒

痛み・しびれの
ある方の足

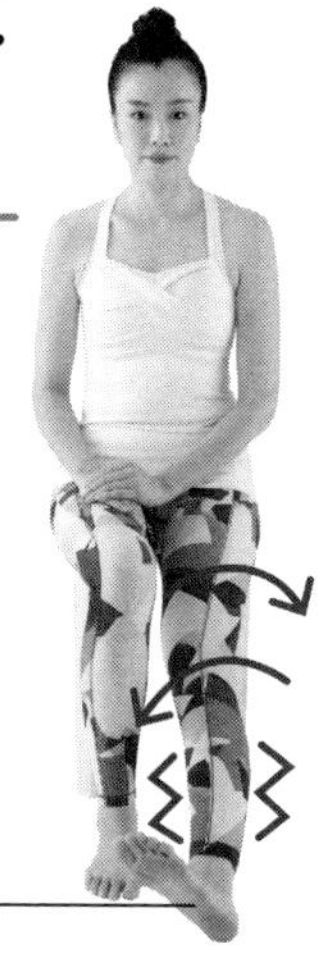

1～4の動作を左右1セットとし、1日3回行う
つらい場合は2を省略してもよい

腰椎の除圧体操⑦

3方おじぎ

立っても歩いてもじんじん響く太ももの痛みやしびれに。腰椎の可動域を広げて姿勢をラクにして脊柱管を広げます。

1 ニュートラルポジションに腰かける

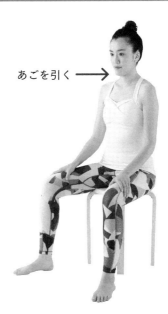

イスに腰かけて両足を肩幅に開き、ニュートラルポジション（症状が出ないギリギリのところまで上半身を起こした姿勢）を取る。あごは軽く引いておく。

2 前におじぎをする

3秒

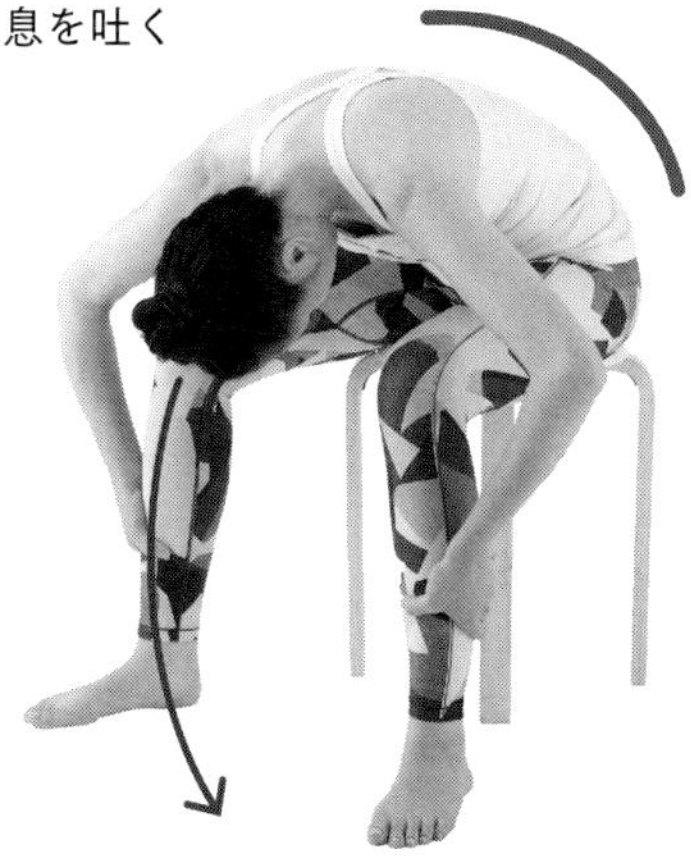

息を吐きながら、おじぎをするようにゆっくり上半身を倒して腰を丸める。症状が出ないよう気をつけながら、そのまま3秒キープする。

3 上半身を起こす

3秒

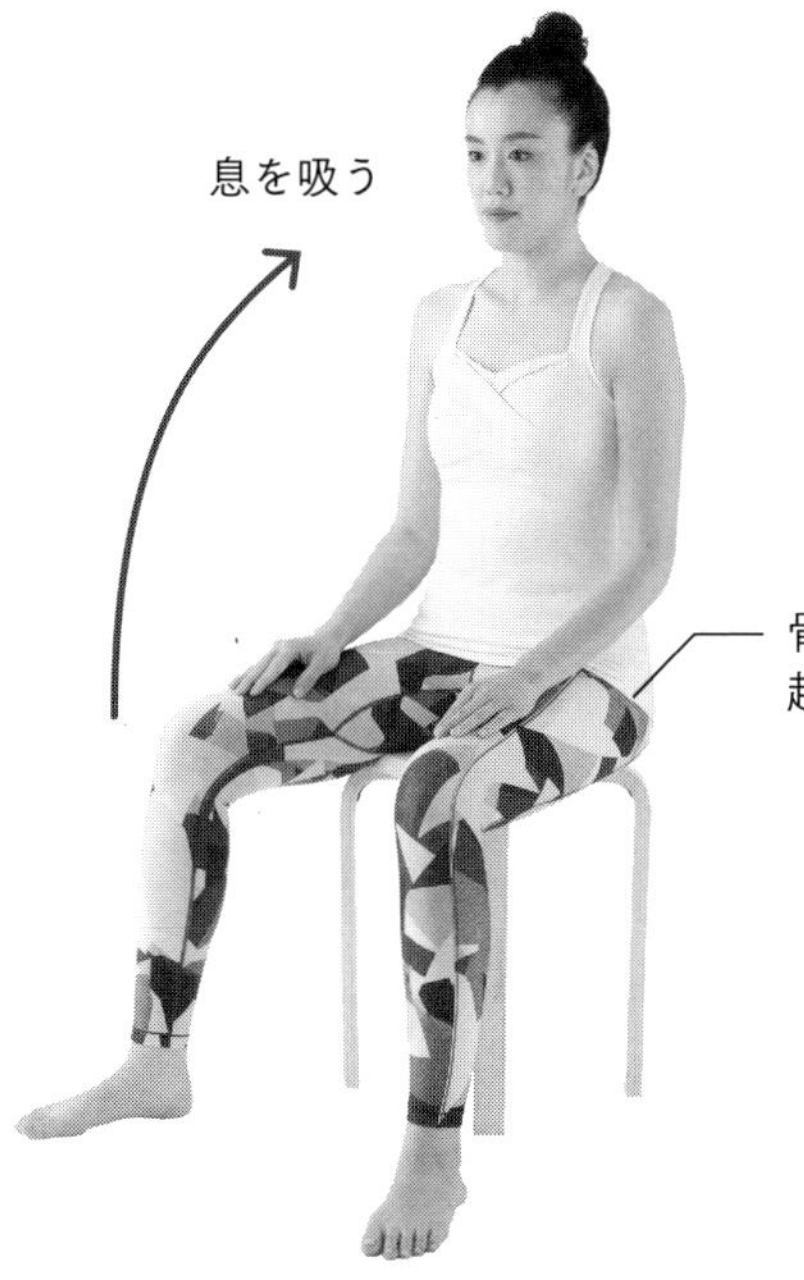

息を吸いながら、ゆっくりと上半身を起こし、ニュートラルポジションに戻る。次に胸を広げて、息を吸いながら、症状が出ない程度まで腰を伸ばして3秒キープする。骨盤を起こすように意識するのがポイント。

4 右斜め方向におじぎ

3秒

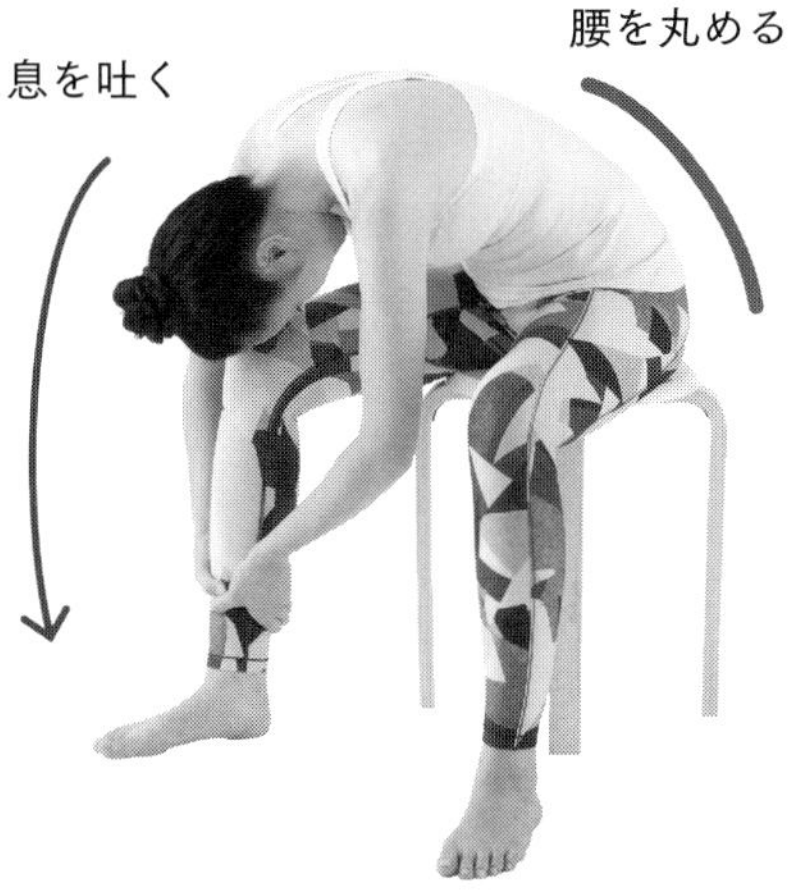

息を吐きながら、力を抜いて、症状が出ない程度まで上半身を右斜めにゆっくり倒し、腰を丸める。3秒キープしたら**3**の要領で上半身を起こす。

5 左斜め方向におじぎ

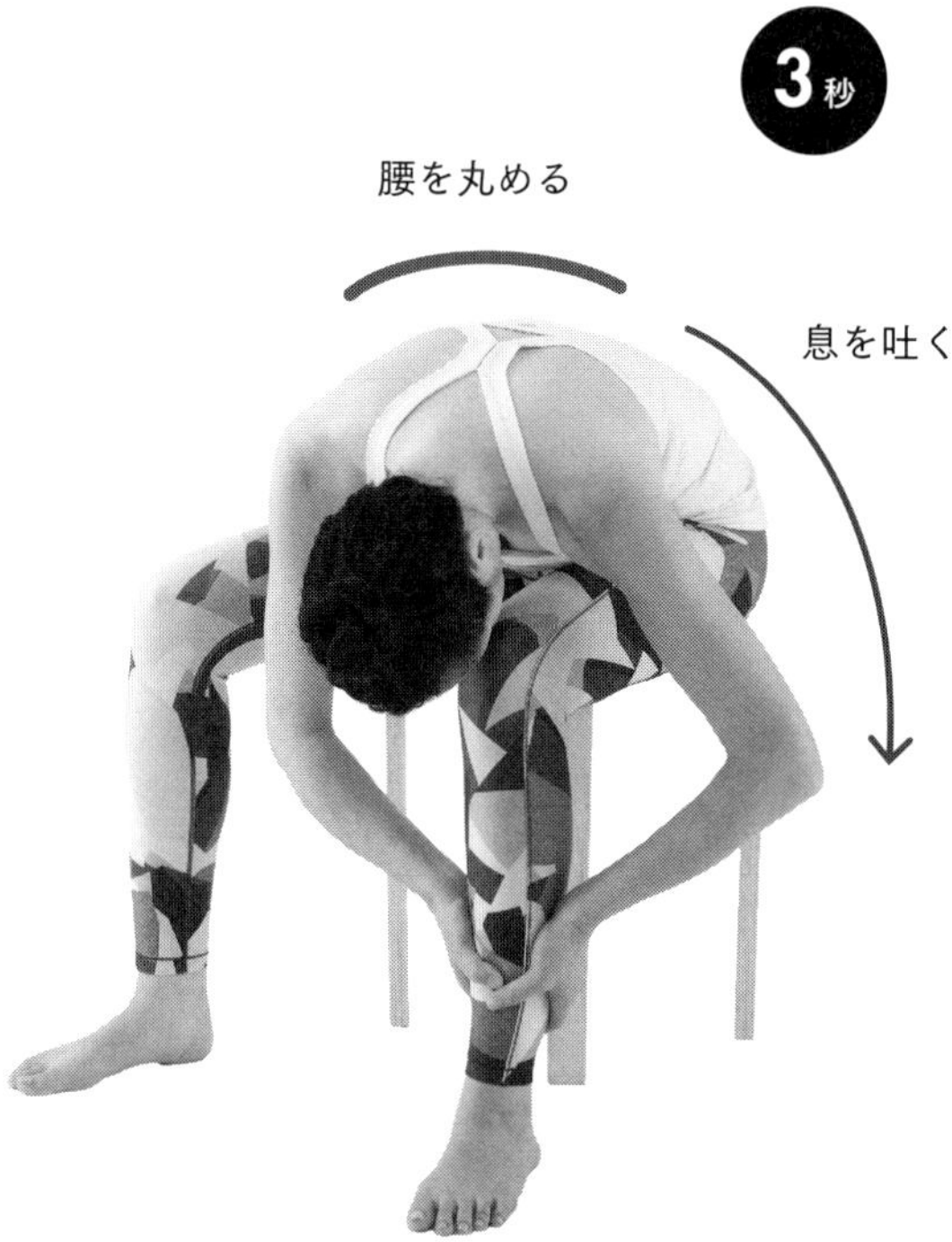

1～5の動作を
5回繰り返す＝1セットとし、
朝・昼・晩に各1セット以上行う

息を吐きながら、力を抜いて、症状が出ない程度まで上半身を左斜めにゆっくり倒し、腰を丸める。3秒キープしたら**3**の要領で上半身を起こす。

腰椎の除圧体操⑧

うつぶせ寝ひじ立て

ここでご紹介するのはマッケンジー法®と呼ばれる手法を、体がつらい人でもシニアでも無理なくできるよう、アレンジしたものです。安全にゆっくり伸ばすのがコツです。

うつぶせ寝

顔を横に向けてうつぶせに寝る。深呼吸をしながら2～5分、このままの状態をキープする。

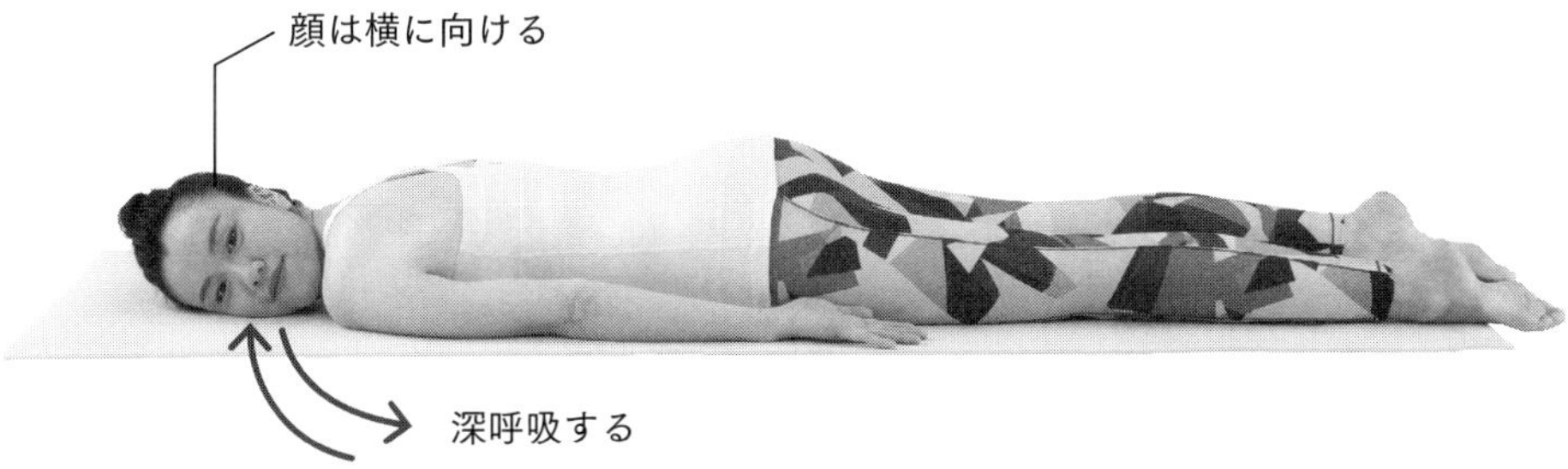

2~5分このままの状態で

ひじ立て

1 うつぶせ寝をする

顔を横に向けてうつぶせに寝る。

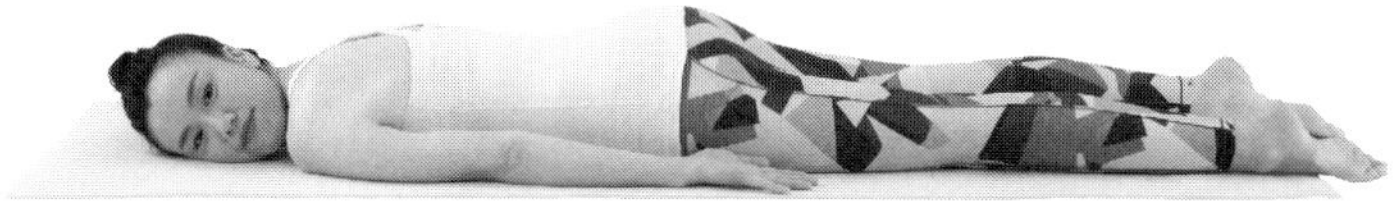

2 両手をあごの下につける

両手をあごの下につけてうつぶせに寝る。

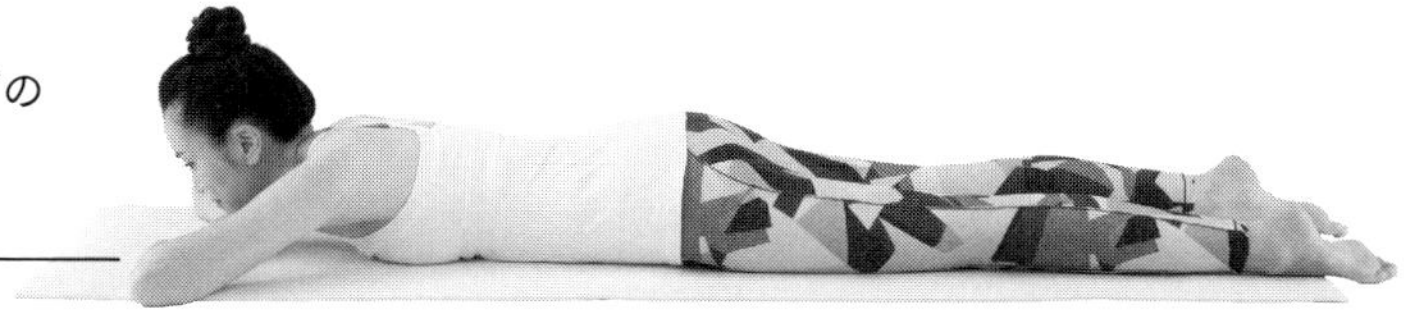
両手をあごの下に置く

3 両ひじを肩の下について上体を起こす

両ひじを肩の下についてゆっくり上半身を起こし、下半身の筋肉をリラックスさせて、大きく息を吐く。呼吸を繰り返しながら、この姿勢を2～5分キープし、ゆっくり1の姿勢に戻す。

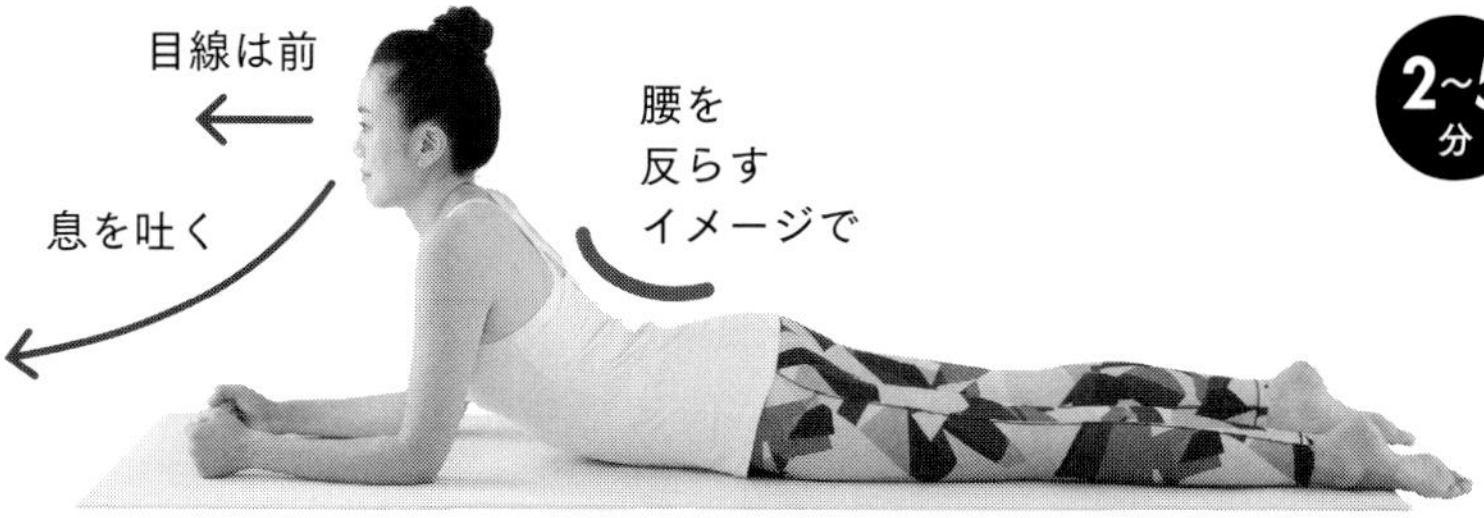
目線は前
息を吐く
腰を反らすイメージで

2~5分

腰椎の除圧体操⑨

骨盤起こし お腹へこませ

外出先でも、やったその場で下肢のしびれが軽くなることも。坐骨神経痛の症状軽減につなげるには、少しずつ長く続けることが大切です。

骨盤起こし

イスに座り、そのままの状態で上半身を前に倒し、起こす。症状が出ない範囲で、倒して起こす動作を5回繰り返す。

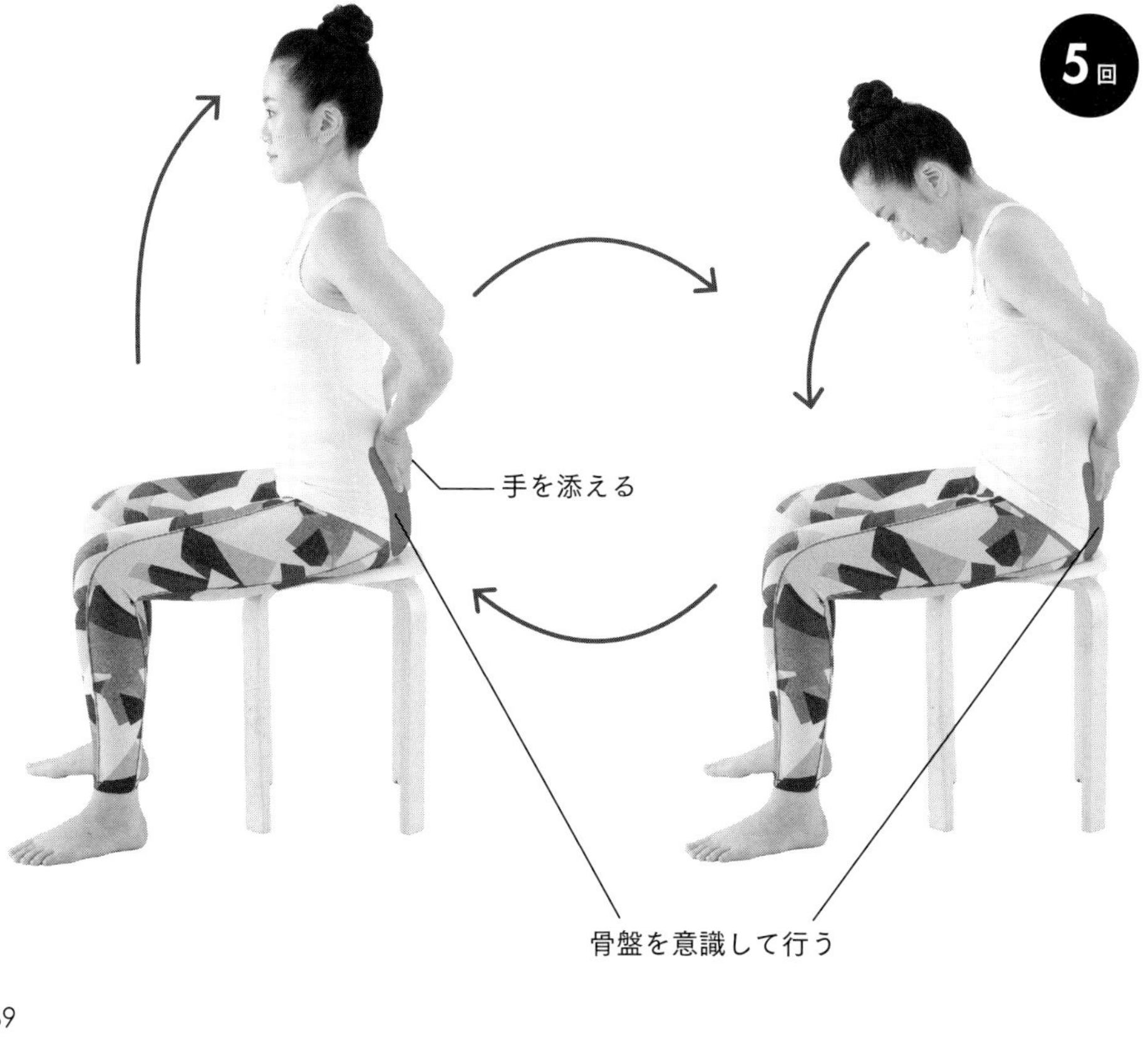

お腹へこませエクサ

1 両手を頭上で組む

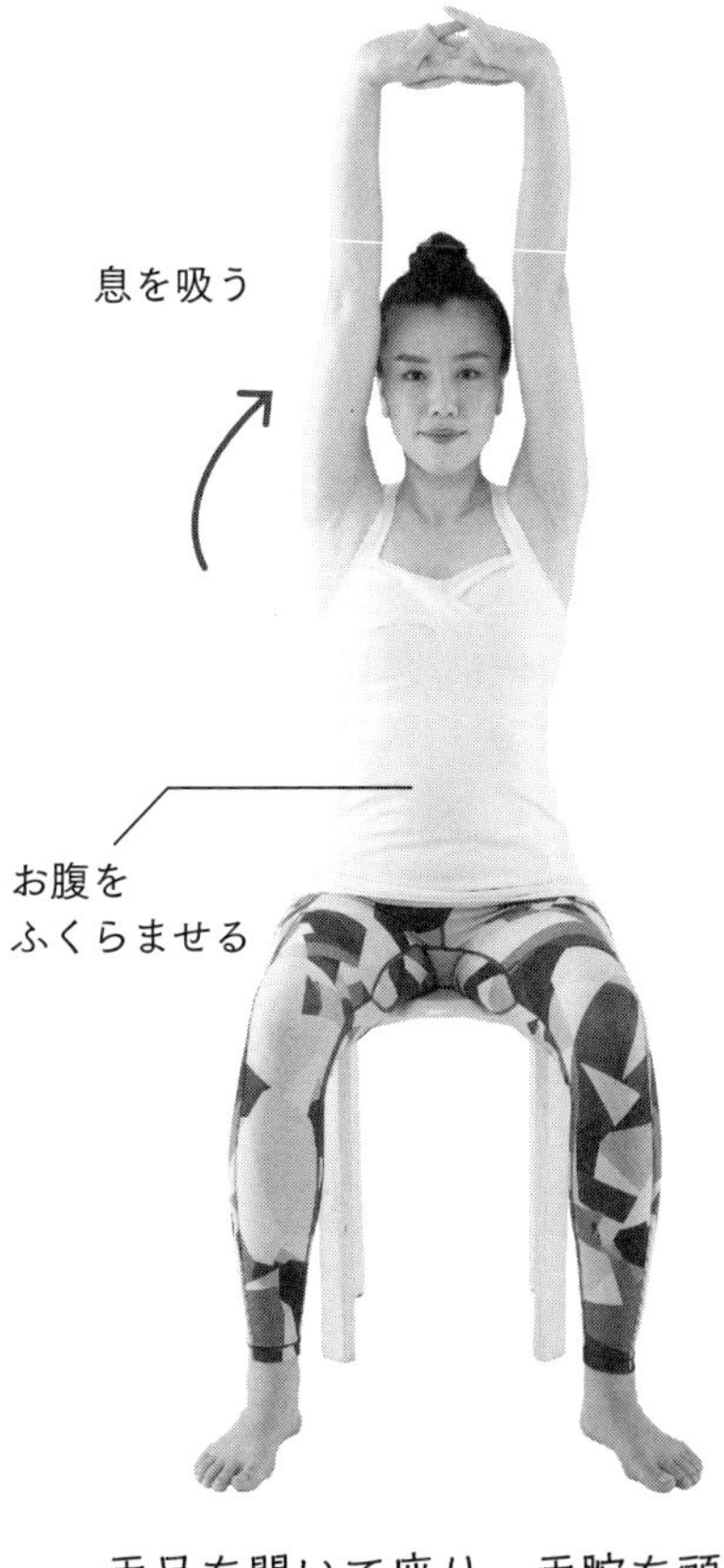
息を吸う
お腹を
ふくらませる

両足を開いて座り、両腕を頭上に伸ばして両手を組む。ニュートラルポジションを意識しつつ、背伸びをしながら鼻で息を吸い、お腹をふくらませる。

2 両手をお腹に当て「フーッ」とへこませる

両手をお腹に当て、口からフーッと息を吐きながら、できるだけお腹をへこませる。**1**と**2**を5回繰り返す。

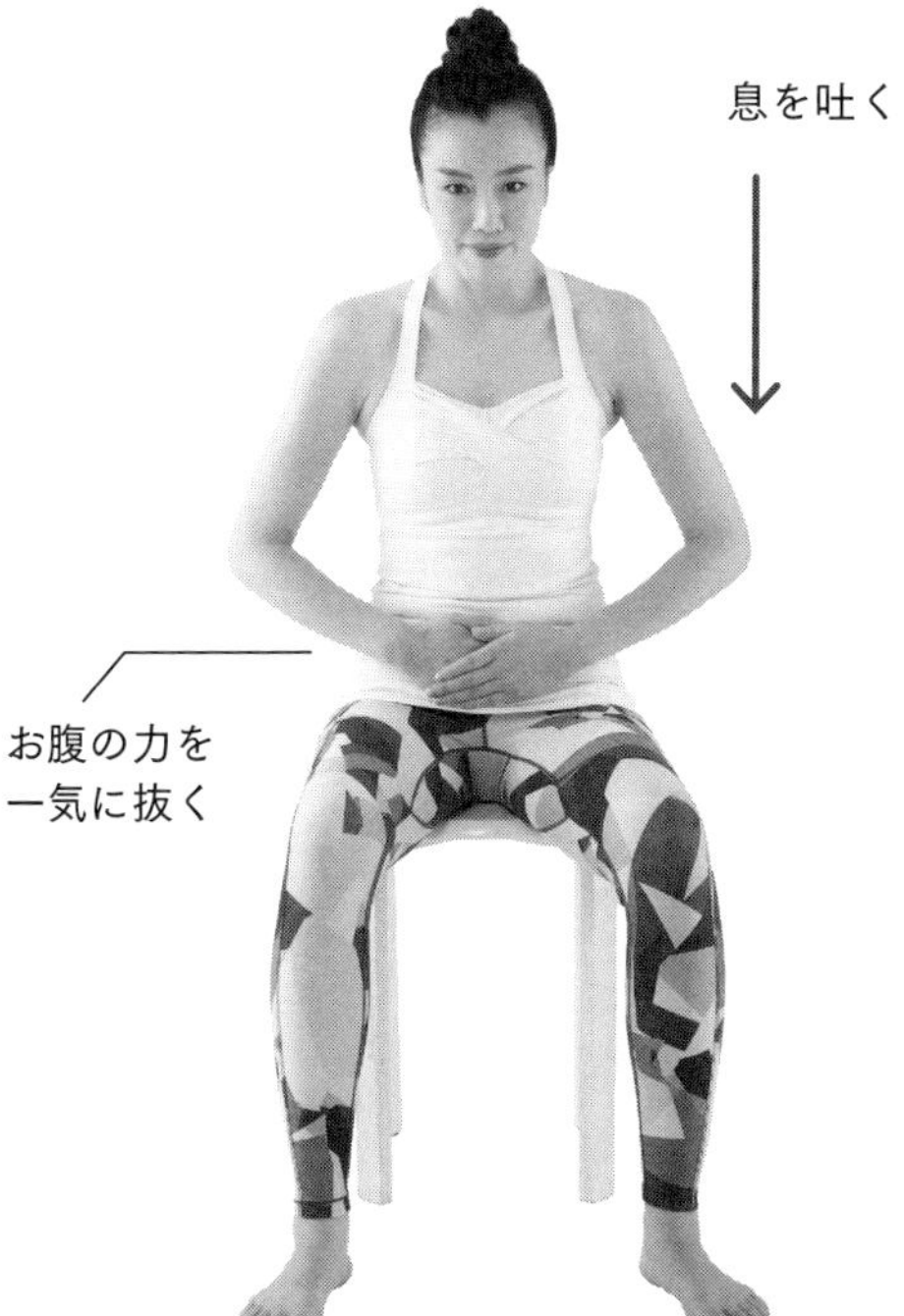
息を吐く
お腹の力を
一気に抜く

5回

腰椎の除圧体操⑩

バンザイ体操

とても簡単にできる体操です。体幹が安定し腰椎の負担が軽減します。ぜひやってみましょう。

基本

1 口から息を吐きながら太ももに手を当てる

両足を肩幅に開いて立ち、口から息を吐きながら太ももに両手を当てる。

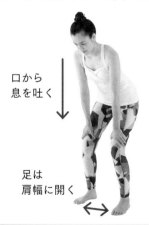

2 両腕を上げ上体を起こす

鼻から息を吸いながら、ゆっくりと、無理のないところまで両腕を上げて上体を起こす。

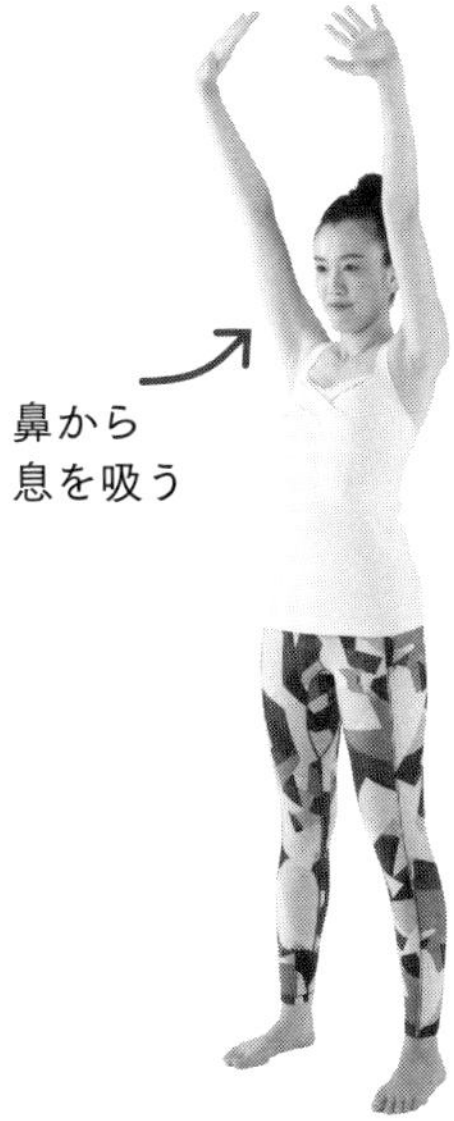

1と2の動作を数回～10回=1セットとし、1日3セット行う

壁伝いに背伸ばし

1 壁に両手を当てて体を支える

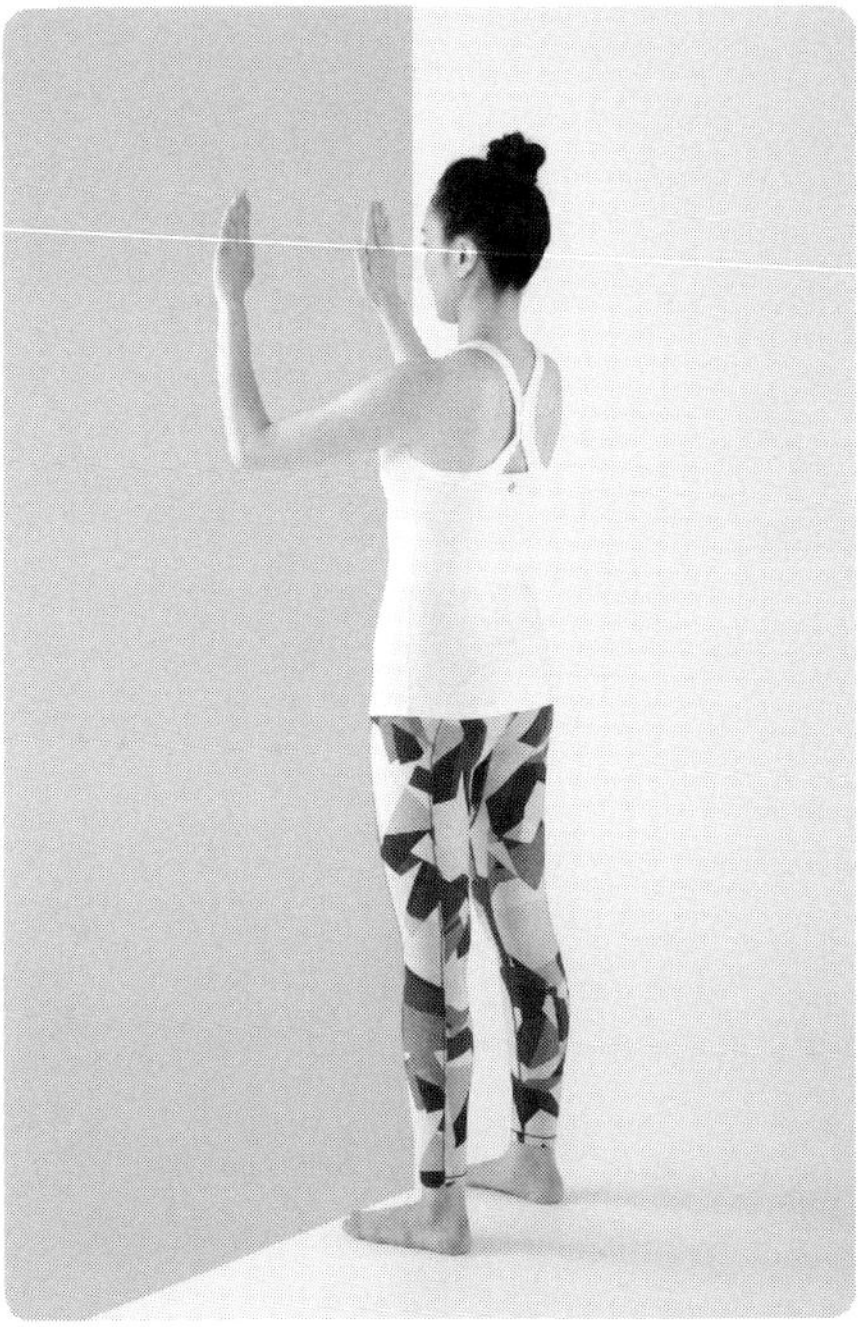

両足を少し開いて立ち、壁に両手を当てて体を支える。

2 手を上へ移動

両手を上に移動させながら、少しずつ足を前に動かして体を壁に近づけていく。体がぴったり壁につくのが理想。

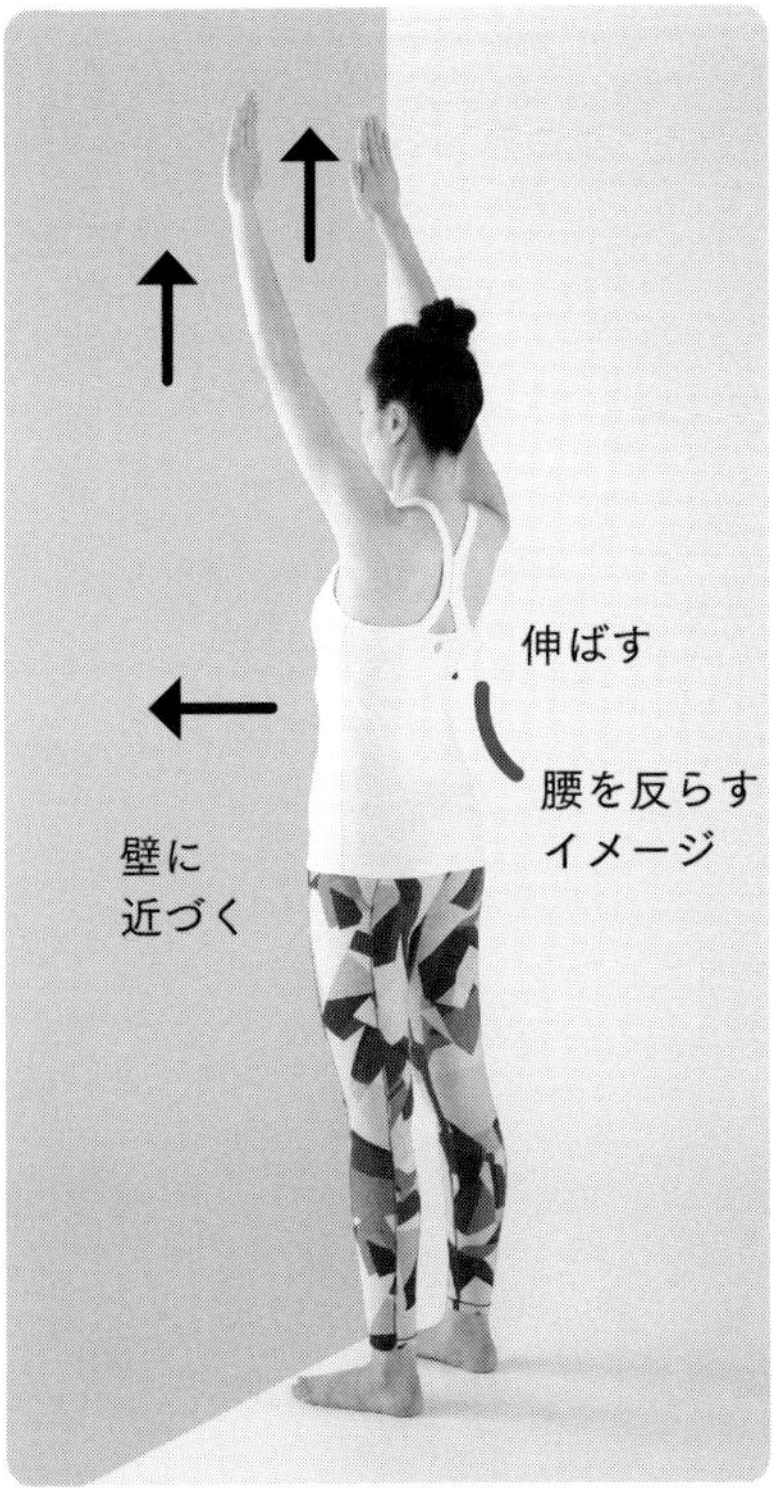

1と2を
5～6回＝1セットとし、
1日2セット行う

水平ひじ突き

1 肩の高さまでひじを水平に

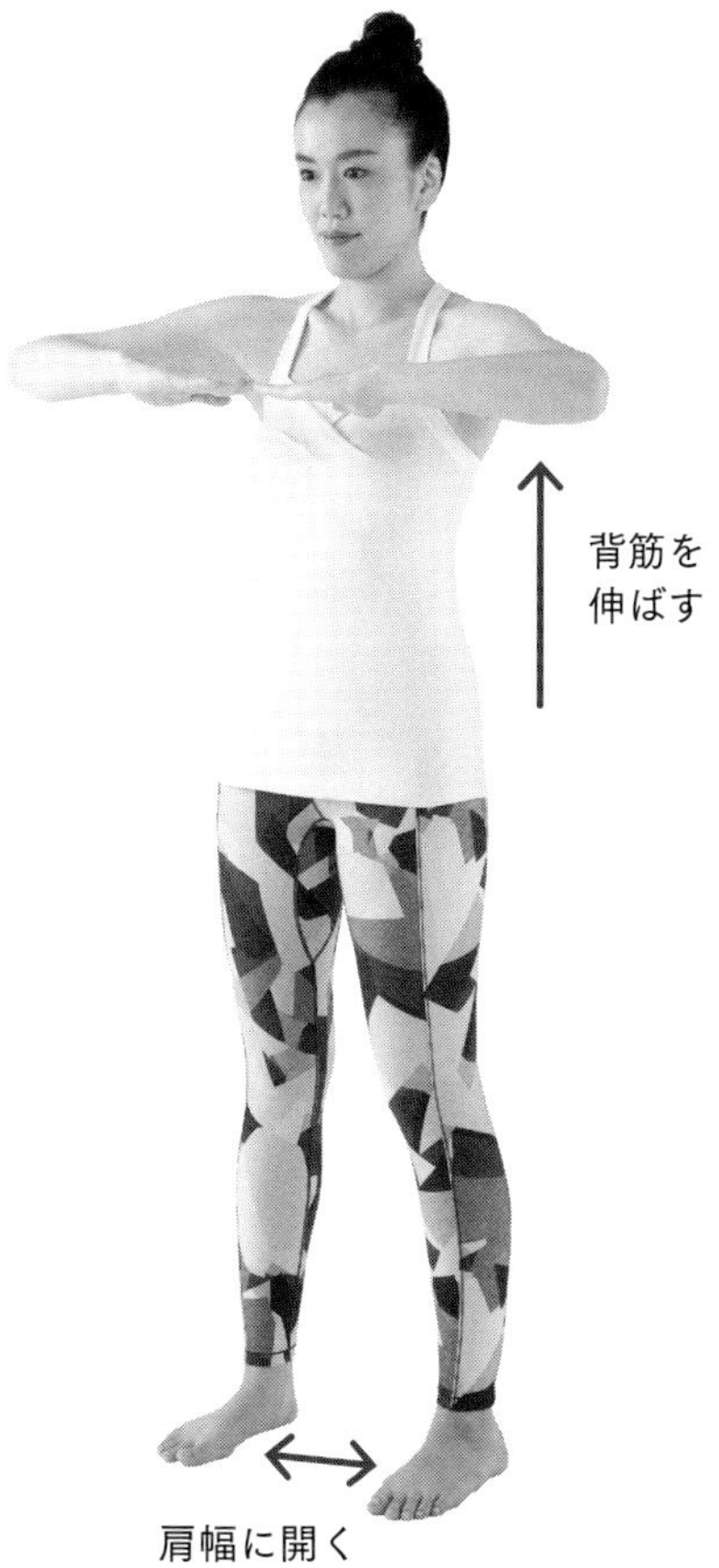
背筋を
伸ばす
肩幅に開く

両足を肩幅に開いて立ち、肩の高さまで水平にひじを上げる。

2 肩甲骨を寄せる

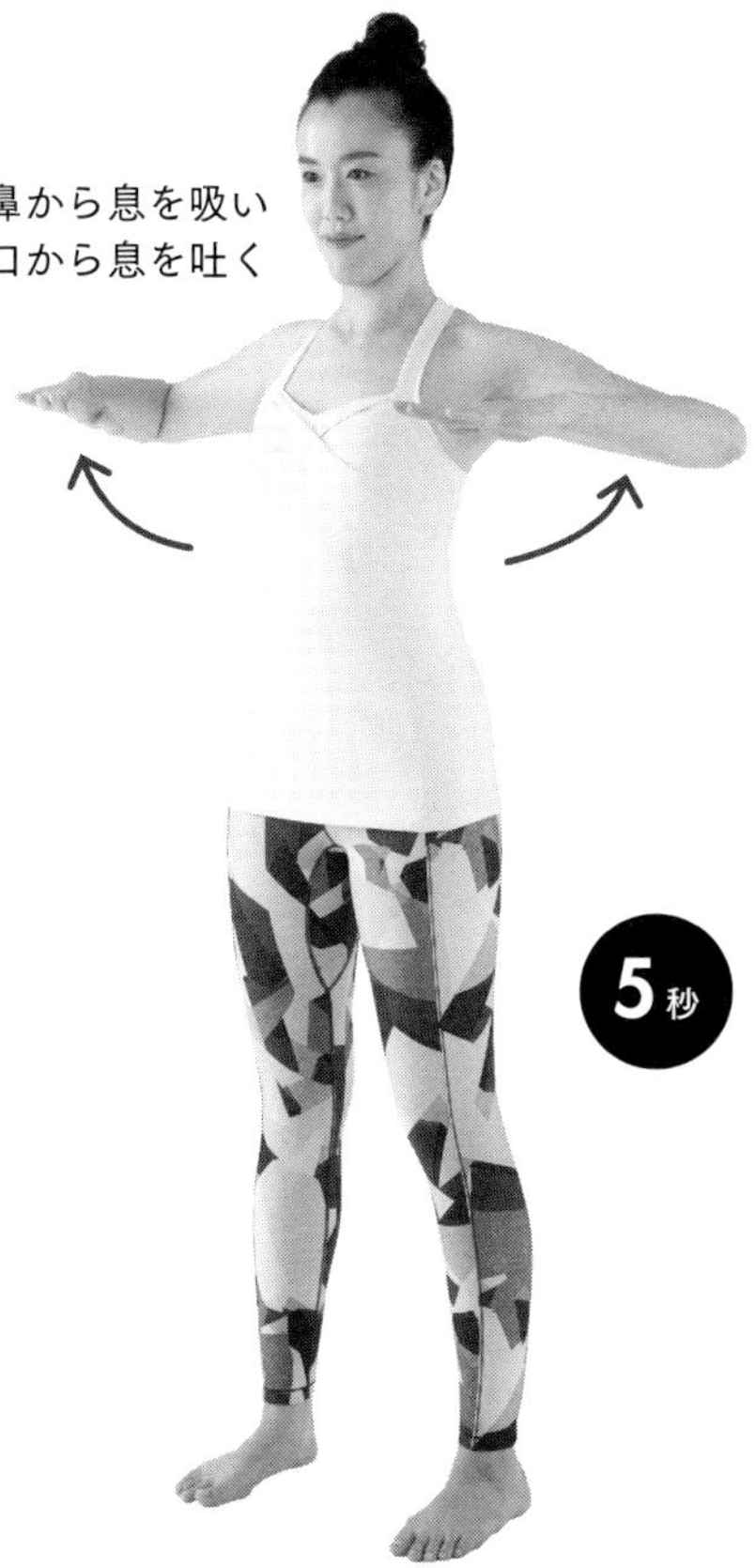
鼻から息を吸い
口から息を吐く
5秒

鼻から息を吸いつつ、ひじをグッと後ろに引いて肩甲骨を寄せ、5秒キープする。口から息を吐きながら1の姿勢に戻る。

応用

肩甲骨を寄せるようにゆっくり大きく
ひじと肩を回す。

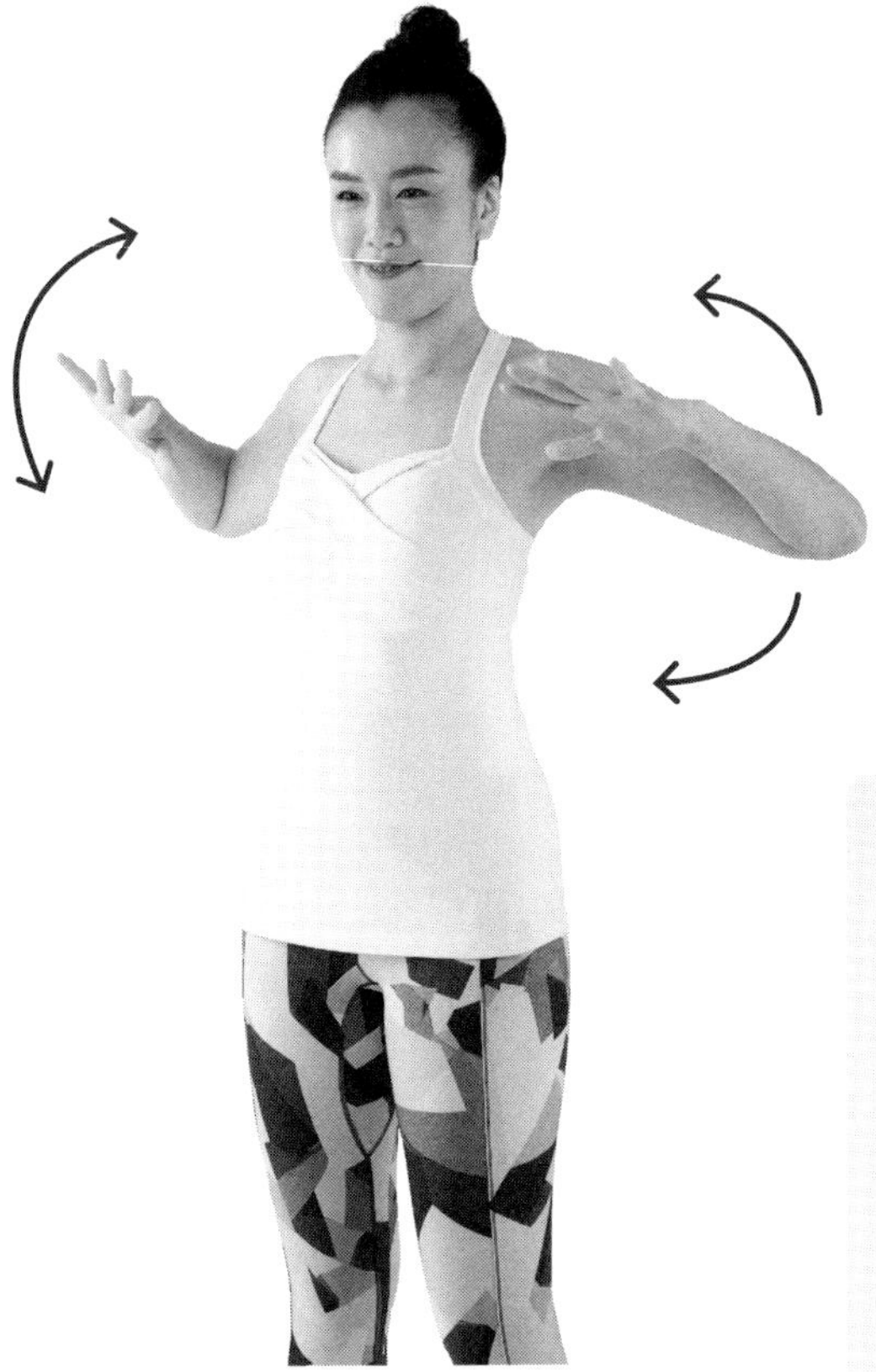

後ろから見たところ

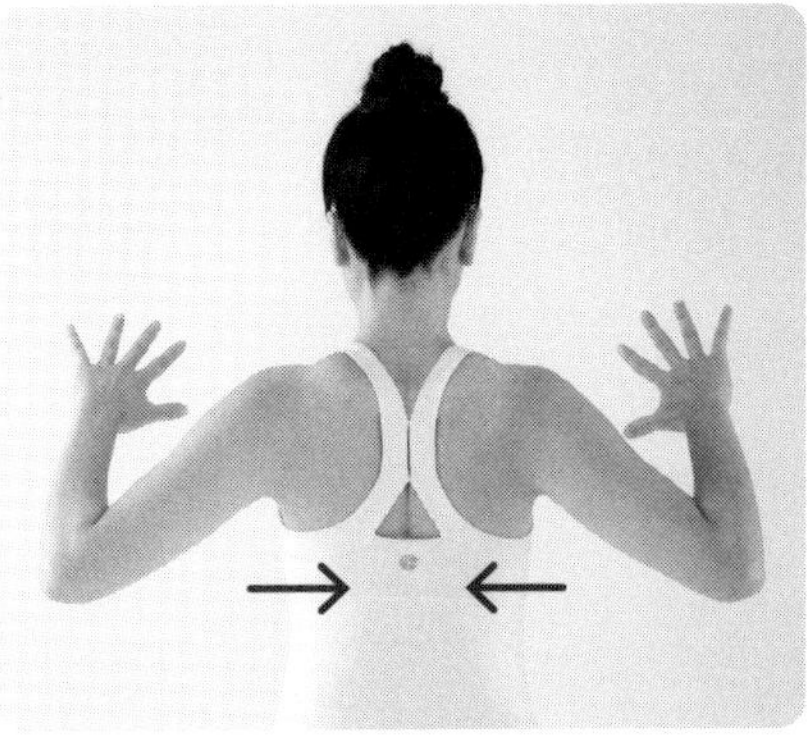

**1～2を数回～10回＝1セットとし、
1日2セット行う
時々 応用 を試してみても**

腰椎の除圧体操⑪

ゴルフボール押圧

硬くなった足裏をほぐして血流を増やし、筋肉や靭帯の硬直を解消することが大切です。足裏のしびれや違和感にはゴルフボールをつかったこの方法がお勧めです。

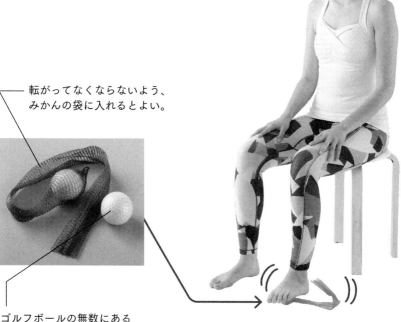

転がってなくならないよう、
みかんの袋に入れるとよい。

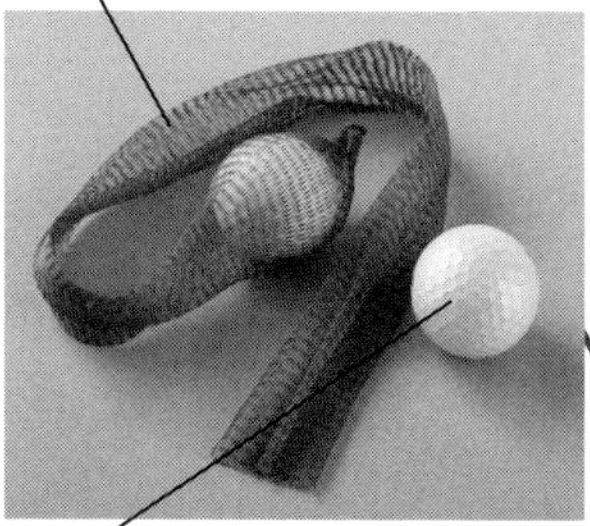

ゴルフボールの無数にある
くぼみが微振動を発生させ、
足裏を刺激する。

イスに座って軽く肩幅に両足を開き、
足裏にゴルフボールを置き、
前後左右回すようにコロコロゴロゴロする。

腰椎の除圧体操⑫

足指広げ

脊柱管狭窄症の患者さんの中には足裏のしびれや足先の違和感、麻痺などに悩む人が少なくありません。また、足の裏が安定しないことが転倒につながるので、足裏の硬直と血流不足を解消しましょう。

1 手の親指で足裏をプッシュオフする

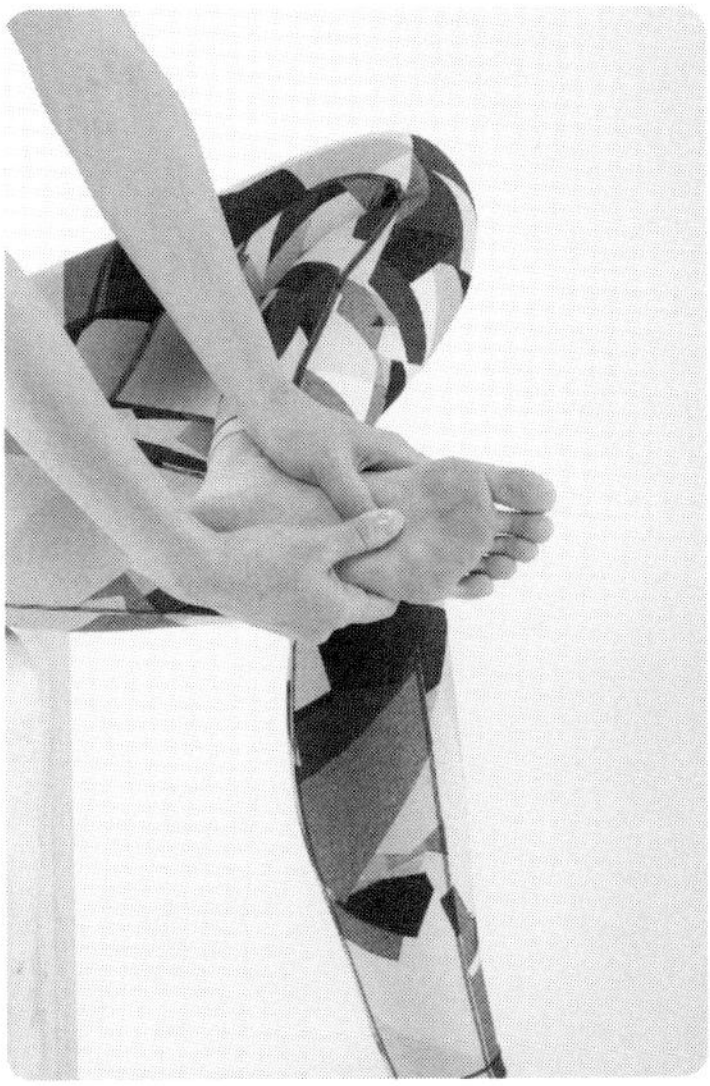

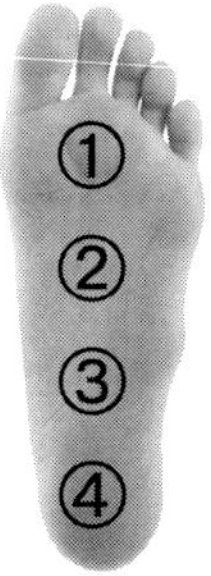

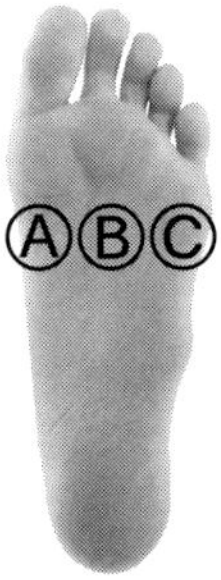

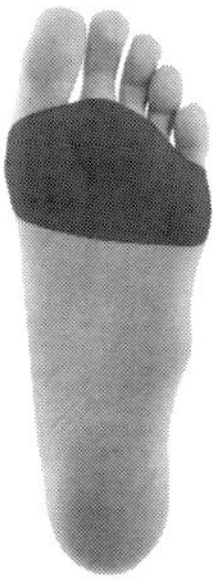

手の親指の腹を使って、まずは縦のアーチ（①〜④）を押圧し、次に横のアーチ（Ⓐ〜Ⓒ）を押圧してほぐす。最後にしびれの強い部分（グレーの部分など）を１分ほど押圧する。押圧は１〜２秒軽く押してからパッと力を抜く要領で。

2 足指つかみ&足指まわし&かかと上げ・つま先上げ

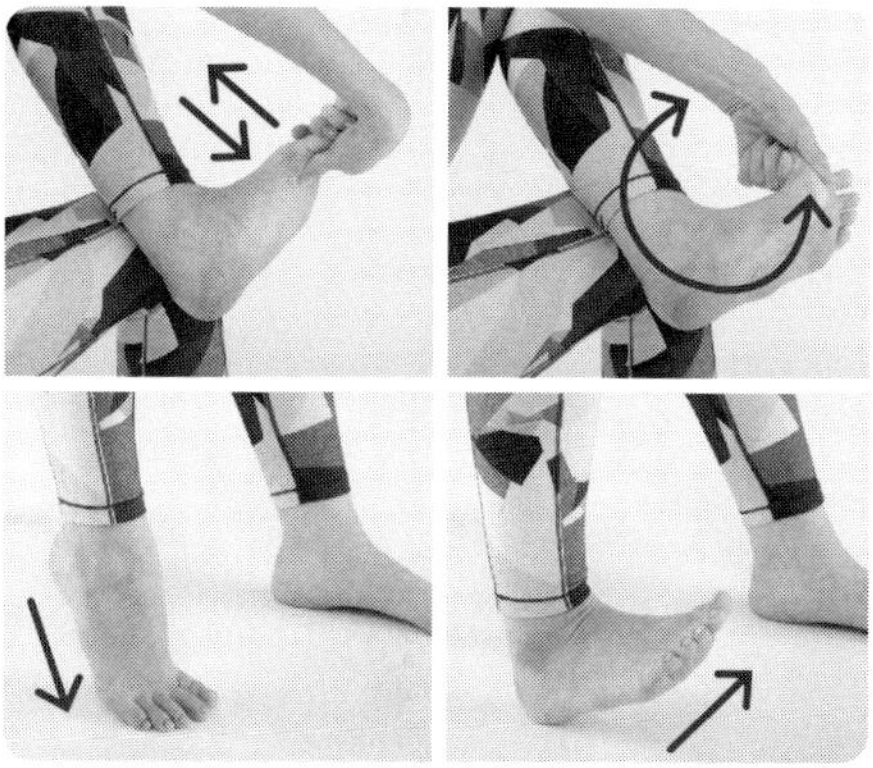

イスに腰かけて、足の指をつかんで上下に動かし、次に足指を1本ずつクルクルと回す。次に床につま先をつけてかかと上げ、かかとをつけてつま先上げをする。この順番で1分ほど行う。

3 足指の間に手指を入れる

足指の間に手指を入れて握り、1分ほど前後にゆっくり動かす。

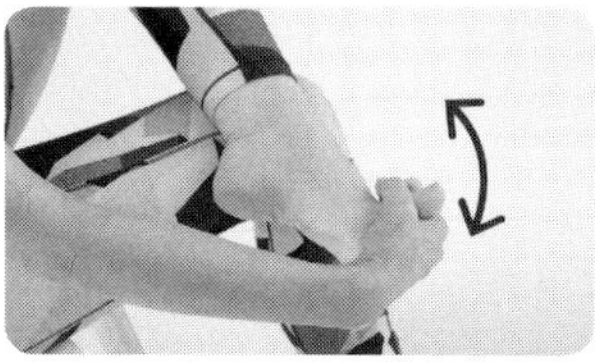

4 足指を広げる

足指の間を親指から小指まで順番に、1分かけて広げていく。

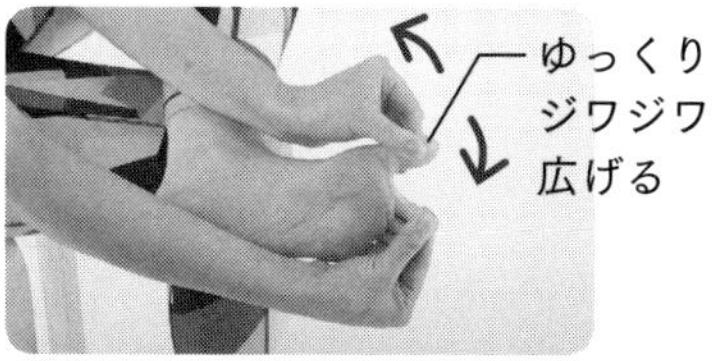

5 かかとを上下左右に動かす

かかとを手でつかみ、ゆっくり上下に動かしたら、ゆっくり左右に動かす。1分かけて行う。

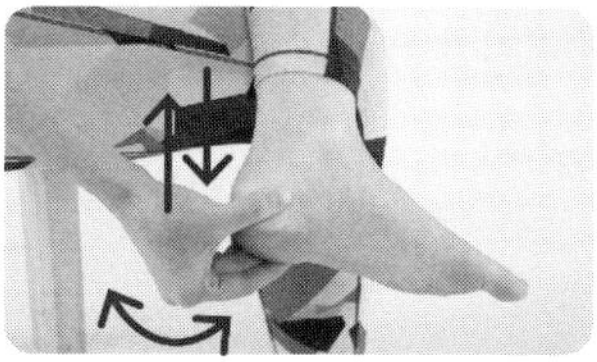

1~5の動作左右を
1セットとし、
朝・昼・晩・風呂上がりに行う

コラム

体操の処方箋

私のクリニックでは、薬や電気、ブロック治療や西洋医学的な漢方、鍼《はり》療法と共に、患者さんの症状に合わせて多くの体操の中から選んだ「体操の処方箋」を選んで指導を行っています。こうすることによって、患者さんは家にいる時でも自分で痛みの解消に取り組むことができます。

もちろん、クリニックでの運動療法は、私またはスタッフと一緒に行うようにしています。診察の際は、体操がうまくできているか、「目標と現在の状況」「今何をすべきか」「患者さんの意見や満足度」を明らかにするため、毎月評価表を書いています。

こうして日々行っている体操が問題解決につながっているかをきちんと評価し、患者さんによって治療法を組み合わせてつかい分け、それぞれの患者さんに合った治療法（オーダーメイドオンリーワン治療法）を探っているのです。

自分の体は自分で治していこうと日々体操をすること、それを振り返り改善していくことは、薬を飲むこと以上に大切なことだと、私は考えています。

3章

手足のしびれを改善する日常生活の工夫

運動で、筋肉を衰えさせないようにしましょう

適度に体を動かすことはしびれ改善に効果的

しびれや痛みがある時は、体に負担がかからないように、体を動かすことを制限しがちになります。しかし「症状が出るのが怖い」「これ以上ひどくなったらどうしよう」と考えて、安静を保ったままではかえって症状はよくなっていきません。

体を動かさずにいると筋肉を動かす機会が減って、こわばりは一向に解消されず、さらに筋肉が硬くなっていく悪循環にもつながります。血行も悪くなり、血流が滞《とどこお》ることで組織の老化も進んでいきます。それによって症状が悪化することもあるのです。もちろん、症状があるうちは激しい運動や本格的な筋肉トレーニングなどは控えていただいた方がよいですが、体操やウォーキングなどで適度に体を動かすことは筋力低下を防止し、しびれの改善に必要です。

適度な運動がもたらしてくれる効用

筋肉を使って体を動かすと、血流がよくなって体が温まります。温熱療法でしびれや痛みがやわらぐことからもわかるように、体を温めることは症状をやわらげるうえで効果的なのです。

筋肉は体の中において体熱をつくり出す最大の器官です。筋肉が衰えないように運動で維持することで、体の中につくられる熱の量が増えて体温も保たれます。

運動で筋肉を動かすと硬くなっていた組織がゆるみ、前屈みで固まってしまっている状態が解消されやすくなります。それによって正しい姿勢をつくりやすくなり、体の重心のバランスも整え筋肉も柔らかくなり動きがスムーズになります。

また体を動かせば心もスッキリします。症状に悩んでストレスを感じていると、症状は強くなるいっぽうです。そのストレスが解消され、自律神経の働きも整えられることで症状も改善されていきます。

2章の除圧体操に加えて、無理のない範囲で全身運動も取り入れていきましょう。自分のペースで行うウォーキングはお勧めです。

間欠跛行が心配な時は？

ウォーキングをする時は痛み、しびれの状態を見ながら30分コース、60分コースなど決め、休む場所もチェックしておきます。

ただし脊柱管狭窄症で間欠跛行《かんけつはこう》（歩くとしびれが出て、休み休みのこま切れ歩行になる状態）がある方は、距離を歩くことに不安を感じるかもしれません。そうした方は、少しずつ歩ける距離を延ばしていくようにしましょう。そのための有効な歩行術もあります。最初は無理をせず、歩いていてしびれが強くなってきたら、おじぎをするように深く上半身を前に倒す「おじぎ休憩」を10回ほど行います。症状が取れたら歩き出して、再びしびれが出てきたら「おじぎ休憩」を行います。

この繰り返しで、ある程度の距離を歩けるようになったら、「振り子歩き」を試してみてください。「振り子歩き」とは、背筋を伸ばして腕を大きく振り、時計の振り子のように足を動かす歩き方です。ひざを伸ばしたまま、太ももを大きく振り出していくので、歩幅が広がり、歩く距離を延ばせます。

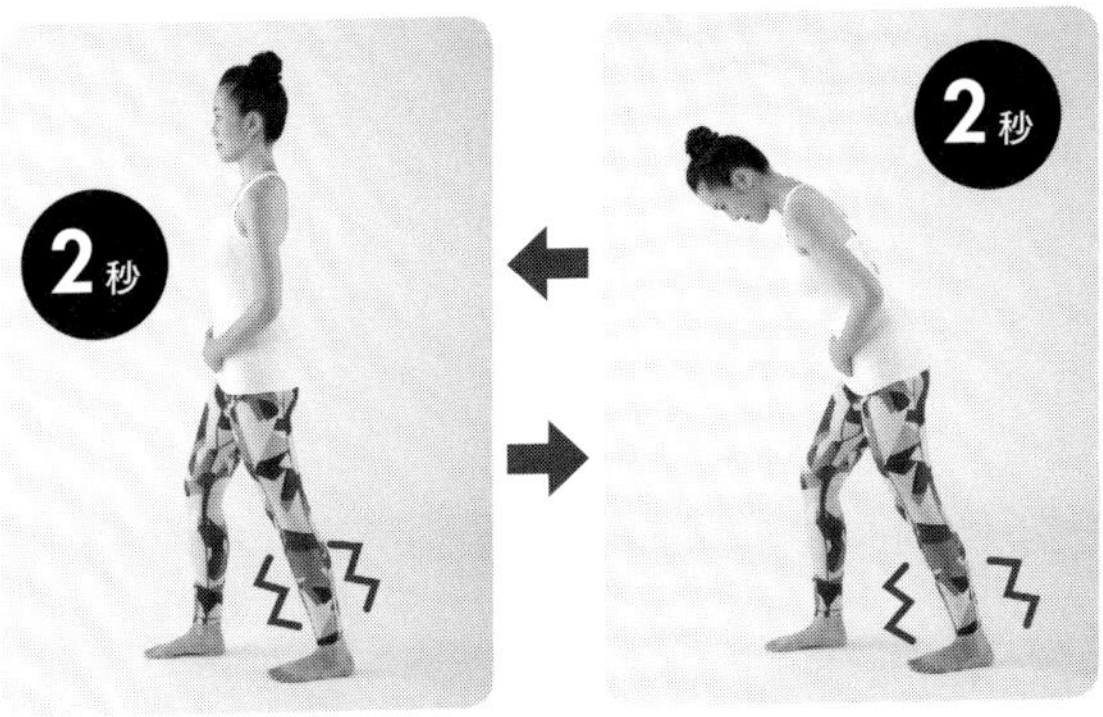
2秒
2秒

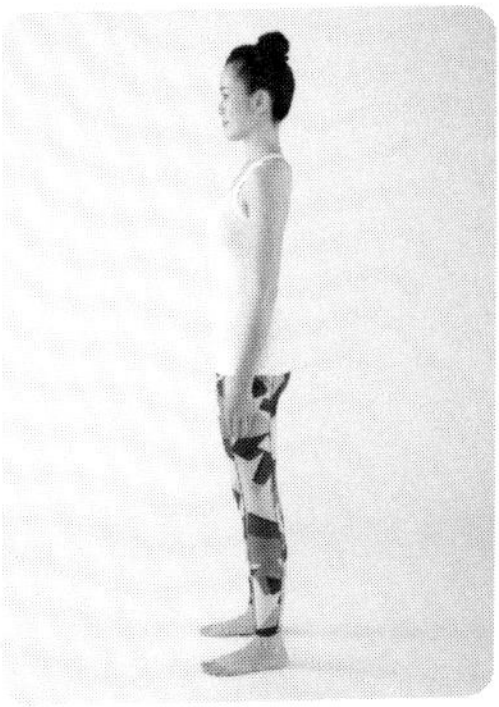

「おじぎ休憩」

痛み・しびれのある方の足を後ろに引いて立ち、ニュートラルポジションの姿勢を取る。そこから上半身を深く前に倒し２秒静止。姿勢を戻してそこで２秒静止。これを10回繰り返す。

ニュートラルポジション

症状が出ないギリギリのところまで上半身を起こした姿勢

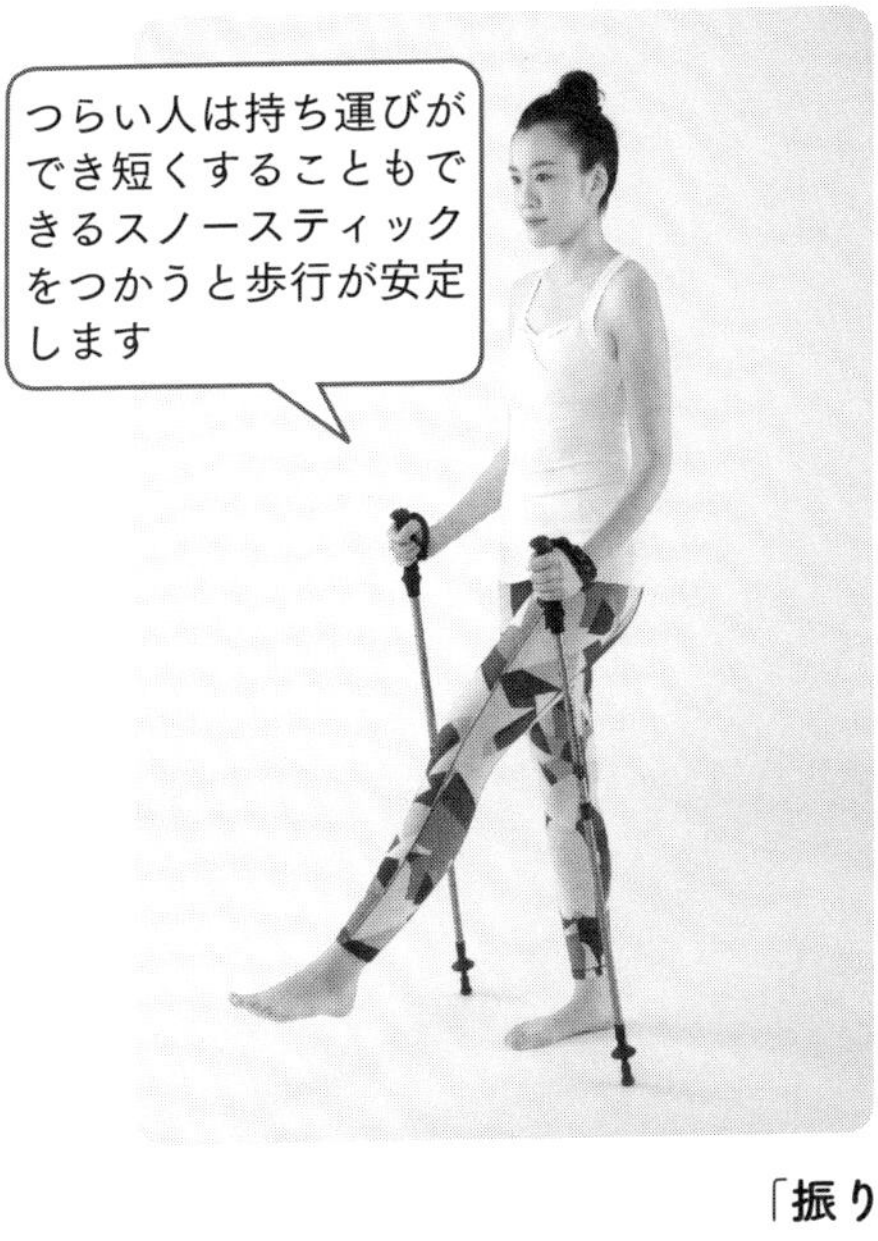
つらい人は持ち運びができ短くすることもできるスノースティックをつかうと歩行が安定します

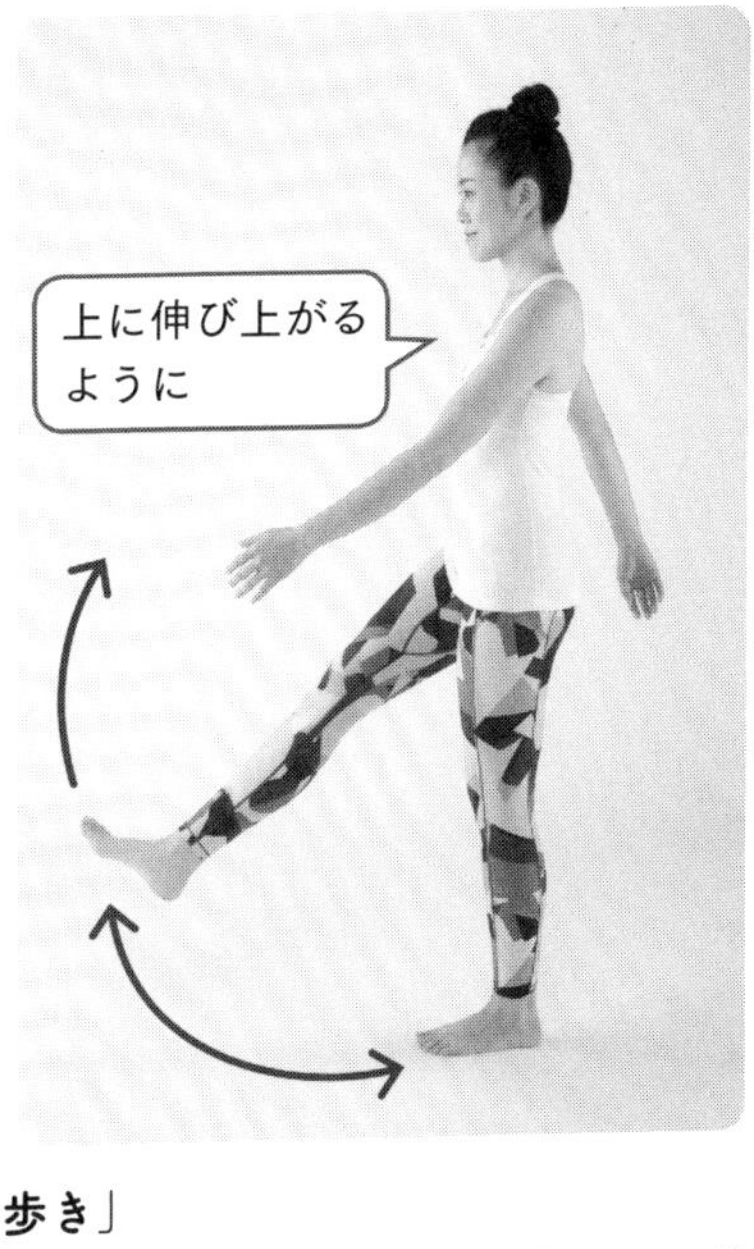
上に伸び上がるように

「振り子歩き」

上半身をニュートラルポジションにし、みぞおちに股があるイメージで、ひざを伸ばしたまま、太ももを大きく振り出し、上に伸び上がるようにして歩く。

単純作業の合間に姿勢を変える習慣をつけましょう

長時間の作業時は1時間に1回姿勢を変える

同じ姿勢を長い時間取り続けやすいのがデスクワーク、スマートフォン（以下スマホ）の操作、ガーデニング、車の運転などです。

一日中デスクワークが必要な仕事をしている人、スマホを続けて1時間以上使うことが多い人、パソコン操作や車の運転を1日3時間以上している人、ガーデニングを続けて半日以上している人は、長時間の「うつむき姿勢」と「あご出し姿勢」が習慣化しています。その習慣がストレートネックや「うなじ猫背」をつくってしまい、全身に影響して姿勢の悪さを常態化させることは1章で述べたとおりです。心当たりのある方は、1時間に1回、座っているなら立つ、伸びをする、ちぢんだ体を伸ばすなど、体勢を変えましょう。

「正しい姿勢」の取り方も覚えておこう

また「うなじ猫背」を治すためには、普段から正しい姿勢を保つようにすることも大切です。そのためには「正しい姿勢」を知っておく必要があります。

本当の正しい姿勢とは次の5つが揃っている姿勢です。

①背筋を伸ばす
②顔を正面に向ける
③あごを水平に後ろに引く
④胸を適度に張る
⑤おへそを軽く前へ押し出す

③の姿勢では、顔を下に向けないようにし、正面を向いたまま頭部全体を後ろにスライドさせるイメージで動かしてください。

「うつむき姿勢」と「あご出し姿勢」が続いている時は、30分〜1時間に1回を目安に「正しい姿勢」に戻すことを心がけましょう。首への負担が減り、ゆがみを矯正することにもつながります。

長時間のデスクワークでも体を守るには？

同じ姿勢を長い時間取らないようにとはいえ、仕事で日がな一日パソコンに向かい、デスクワークをしなくてはならない方もいます。1日の大半をイスに座って過ごさなければいけない方は、しびれや痛みをやわらげ、今以上に悪化させないよう、30分に1回ちぢんだ体を伸ばす座り方を試してください。

座り方のポイントは、お尻の左右にある坐骨（尻たぶにある出っ張った部分）をイスの座面に垂直に立て、上半身はニュートラルポジションを保つことです。2点の坐骨を垂直に立てることで、上半身の重みをお尻で受け止めることができるようになり、腰にかかる負担が減らせます。イスには深く腰かける方がよいのですが、それが難しいようなら、四つ折りにしたバスタオルを端からクルクル巻いて体と背もたれの間にはさみ、腰枕にするとよいでしょう。坐骨2点座りに慣れるまではタオルをつかってもよいでしょう。

デスクワークのほか、乗り物の座席に座る、車を運転する、便座に座るといった場面でも、坐骨2点座りを心がけてみてください。

デスクワークをする時の正しい姿勢

あごを引く
耳・肩・お尻が一直線になるように
胸を張る
坐骨を垂直に立てる
股関節とひざは直角にする
足先を左右に30度ずつ外側へ
坐骨2点

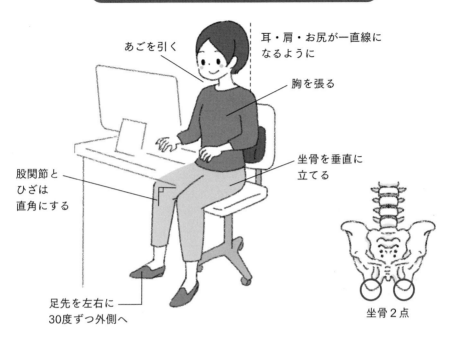

腰枕のつくり方

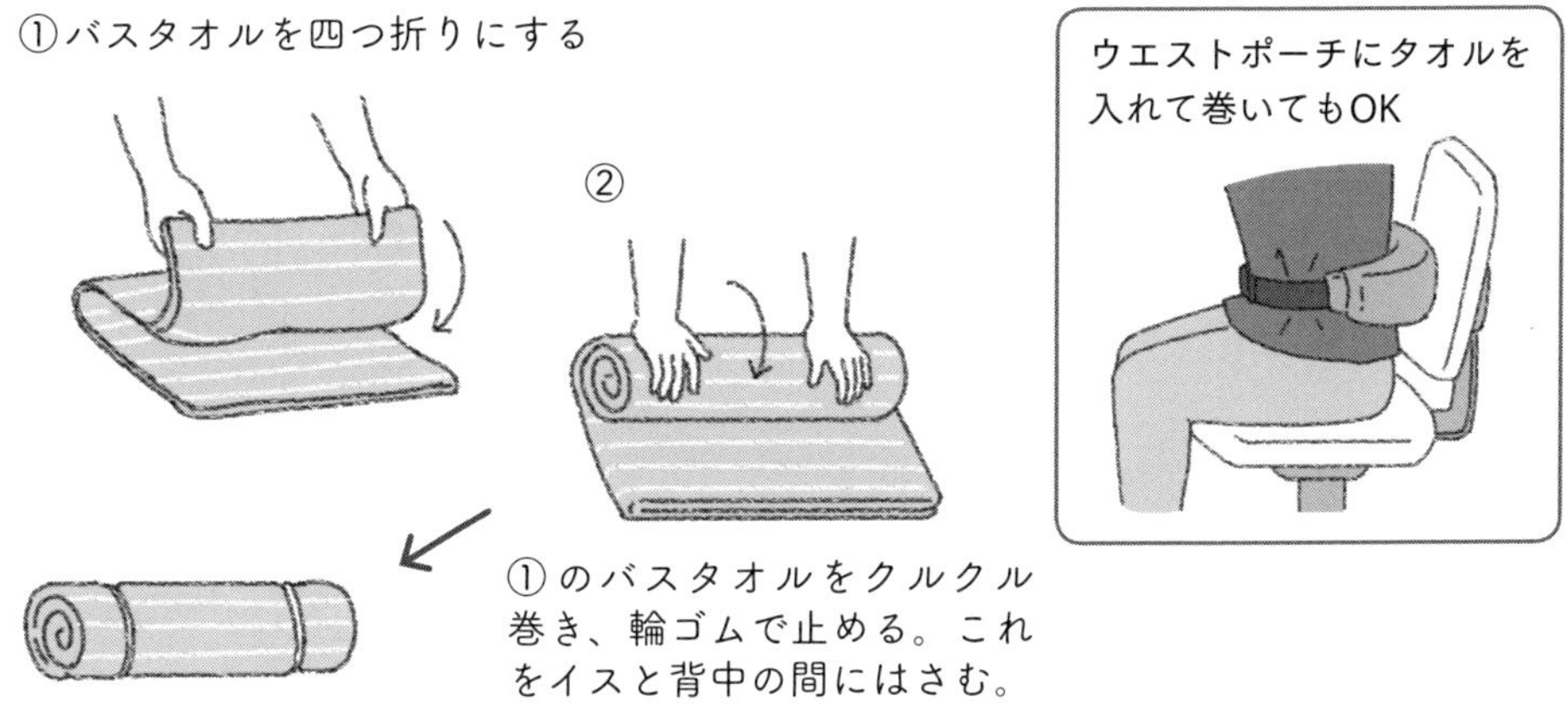
①バスタオルを四つ折りにする
②
①のバスタオルをクルクル巻き、輪ゴムで止める。これをイスと背中の間にはさむ。
ウエストポーチにタオルを入れて巻いてもOK

1か所に負担が偏らないようにしましょう

家事のときの姿勢の工夫

炊事や掃除といった家事は前屈みで行うことが多く、首に負担をかける「うつむき姿勢」が続きます。その状態を続けないために15分に1回ぐらいの割合で、背筋をまっすぐに伸ばして前を見る、胸を張るようにしてください。

また腰から下にしびれ症状がある方は、台所仕事やトイレ・風呂掃除、掃除機がけ、床の拭き掃除を行う時、上体を軽く起こしてニュートラルポジションを意識し、ちぢんだ体を伸ばして腰に負担がかからない姿勢や動作を取るようにしましょう。

調理や洗い物でキッチンに立つ際は、10～20センチの高さの台に痛み・しびれのある方の足をのせるようにすると症状が出にくくなります。

負担がかからない家事の姿勢

炊事

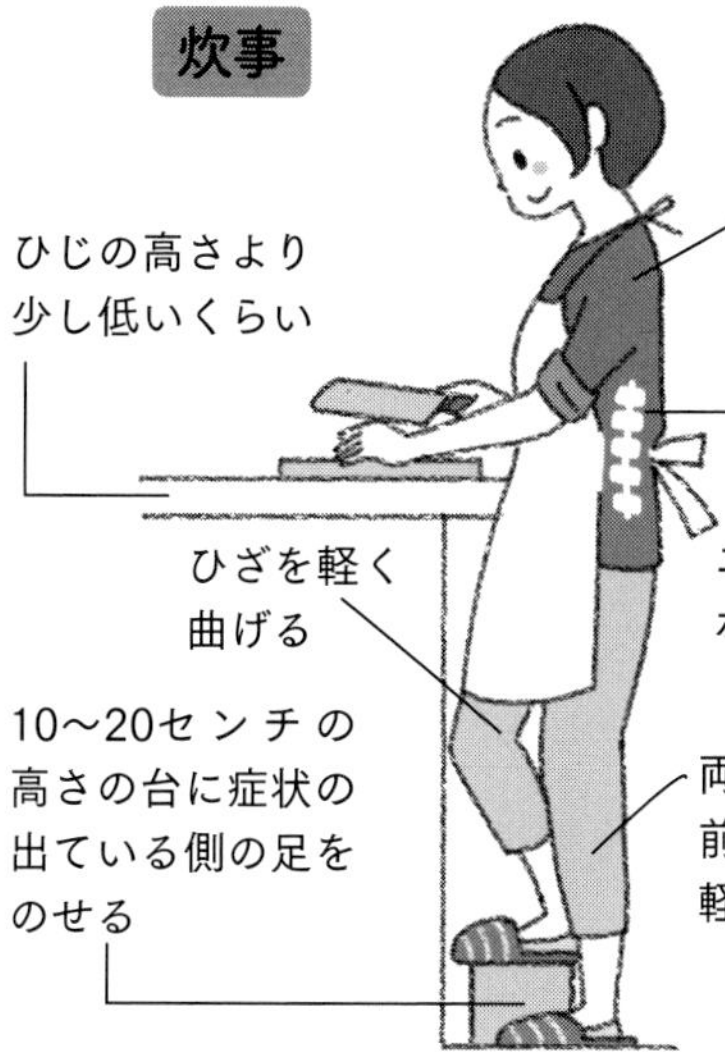
ひじの高さより
少し低いくらい
背筋を
伸ばす
ニュートラル
ポジションに
ひざを軽く
曲げる
10〜20センチの
高さの台に症状の
出ている側の足を
のせる
両足を
前後に
軽く開く

雑巾がけ

背筋を伸ばす
ニュートラル
ポジションに
（腰をなるべ
く曲げない）
片ひざをつく

掃除機をかける

ニュートラル
ポジションに
（腰をなるべ
く曲げない）
柄を長く
持つ
ひざを軽く
曲げる
足の親指を床につける
（足の親指に力を入れてふんばる）

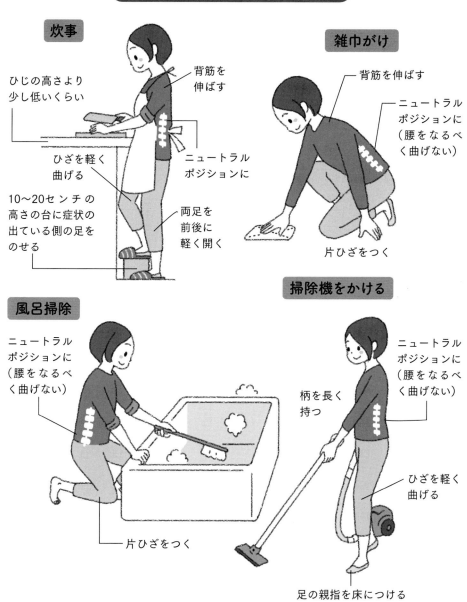

風呂掃除

ニュートラル
ポジションに
（腰をなるべ
く曲げない）
片ひざをつく

日常生活の動作で気をつけること

背骨をゆがませるような日常動作にも気をつけましょう。たとえばカバンや手荷物を常に左右どちらかで持っていると、体の重心が崩れてしまいます。カバンはハンドバッグやショルダーバッグではなく、できればリュックをつかう方がよいでしょう。荷物を下げて持つ際も、両手持ちにするか、左右を意識して持ち替えるようにしましょう。また座る時に同じ方の足を組む、同じ側の手で頬杖をつく、同じ方向に横座りをするといったクセがあると、背骨が右か左に湾曲してしまい、側弯症や腰椎すべり症などを起こし、腰や背中の痛み・しびれにつながっていきます。

ひざを伸ばしたまま荷物を持ち上げる、中腰で物を拾う、前屈みでシャンプーをするなども、気をつけないとついついやりがちです。

気がつくとやっている、うっかりやってしまう、そうした日常動作の積み重ねが姿勢の悪さを増長させ、首や腰に負担をかけて病気を招きます。中高年になると椎間板の結合力も弱くなり、背骨を痛めやすくなるので、日常生活の動作にも注意を払うようにしましょう。

OK
NG
腰をしっかり落として
物を拾う
荷物は
両手で持つ
同じ側で
頬杖をつく
同じ側で
カバンや
荷物を持つ
ひざを曲げて
荷物を持ち上げる
ひざを伸ばしたまま
荷物を持ち上げる
高めのイスで
背筋を伸ばして
シャンプーする
前屈みで
シャンプーする

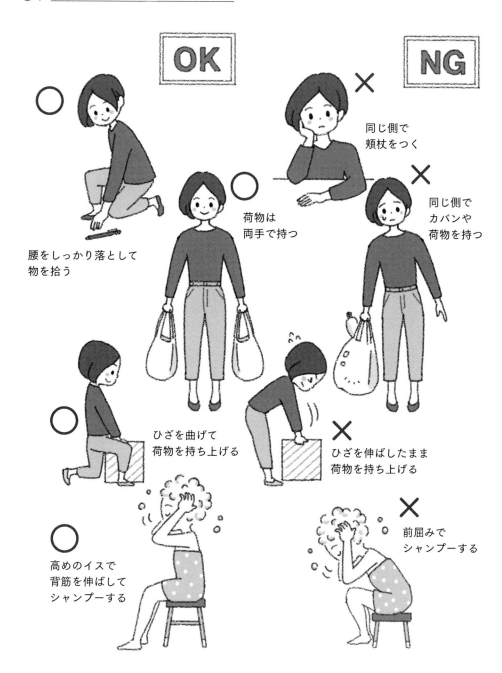

車内での立ち方、階段の上り下りのコツ

電車やバスの揺れる車内で立つ時には、吊革につかまるよりも手すりをつかむ、寄りかかれる場所に背中を密着させて立つようにすると腰に負担がかかりません。

立ち方にもコツがあります。顔はなるべく正面に向けます。肩の力を抜いてリラックスし、お腹に力を入れて腹圧を少しかけ、両足は肩幅くらいに開きます。また、足の親指のつけ根、小指のつけ根、かかとの3か所に体重を均等に乗せます。さらに足先を外側に30度くらい向けると、安定した立ち方ができます。

下半身にしびれ症状がある方は階段の上り下りにも不安を感じるでしょう。気をつけたいのが上りで、顔を上に向けると上体が後ろに傾き、腰が反ってしまいます。したがって顔は正面に向けるようにし、手すりにつかまりながら足裏全体をベタッとつけるようにして上ってみてください。

下りでは、足元を確認するため顔をやや下向きにして、手すりをつかいながら、足裏全体で1段ずつ下りていくようにします。坂道の上り下りも、この要領で歩くようにすると腰への負担を避けることができます。

バスや電車内での立ち方

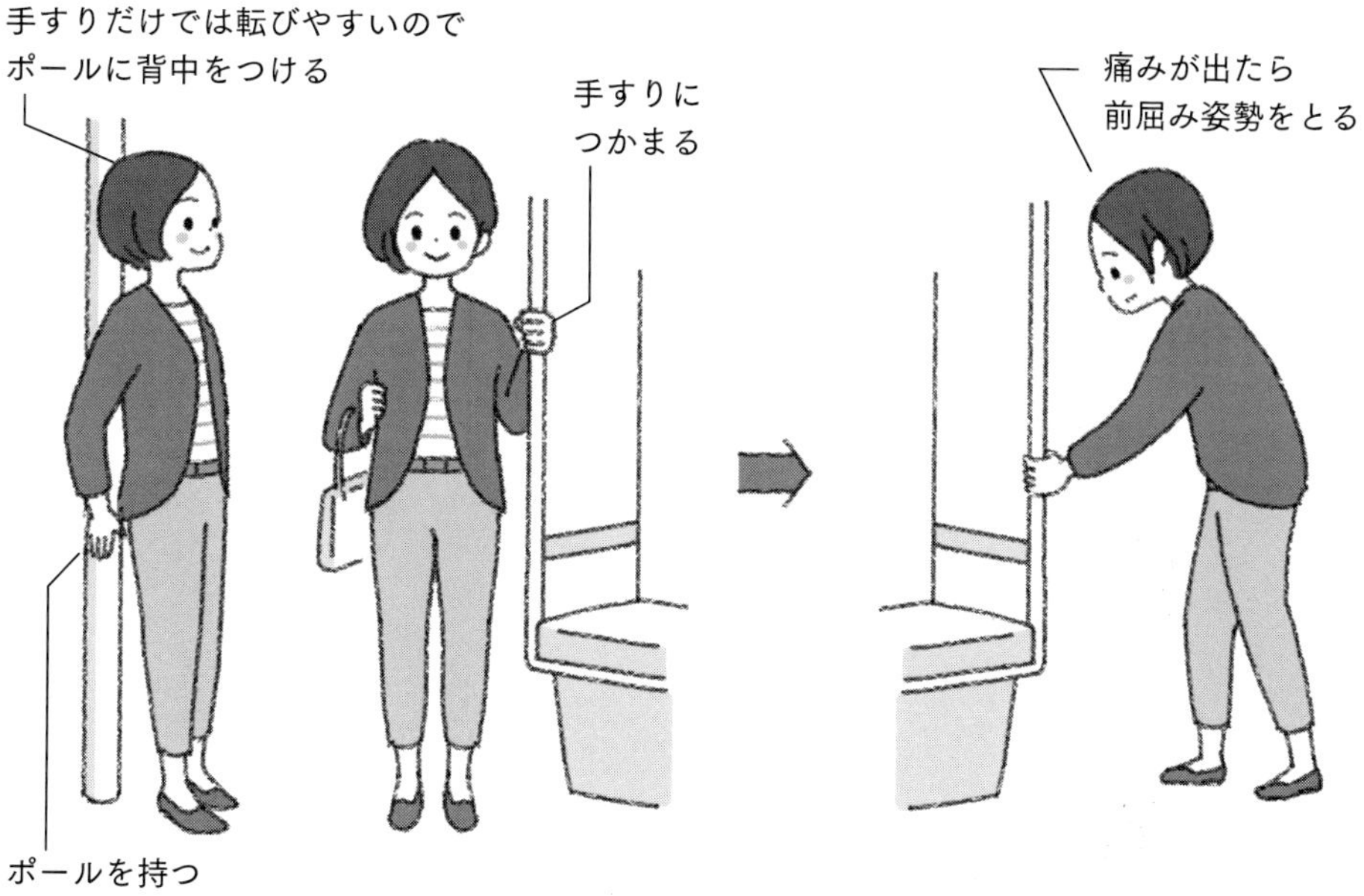
手すりだけでは転びやすいので
ポールに背中をつける
手すりに
つかまる
痛みが出たら
前屈み姿勢をとる
ポールを持つ

階段の上り下り

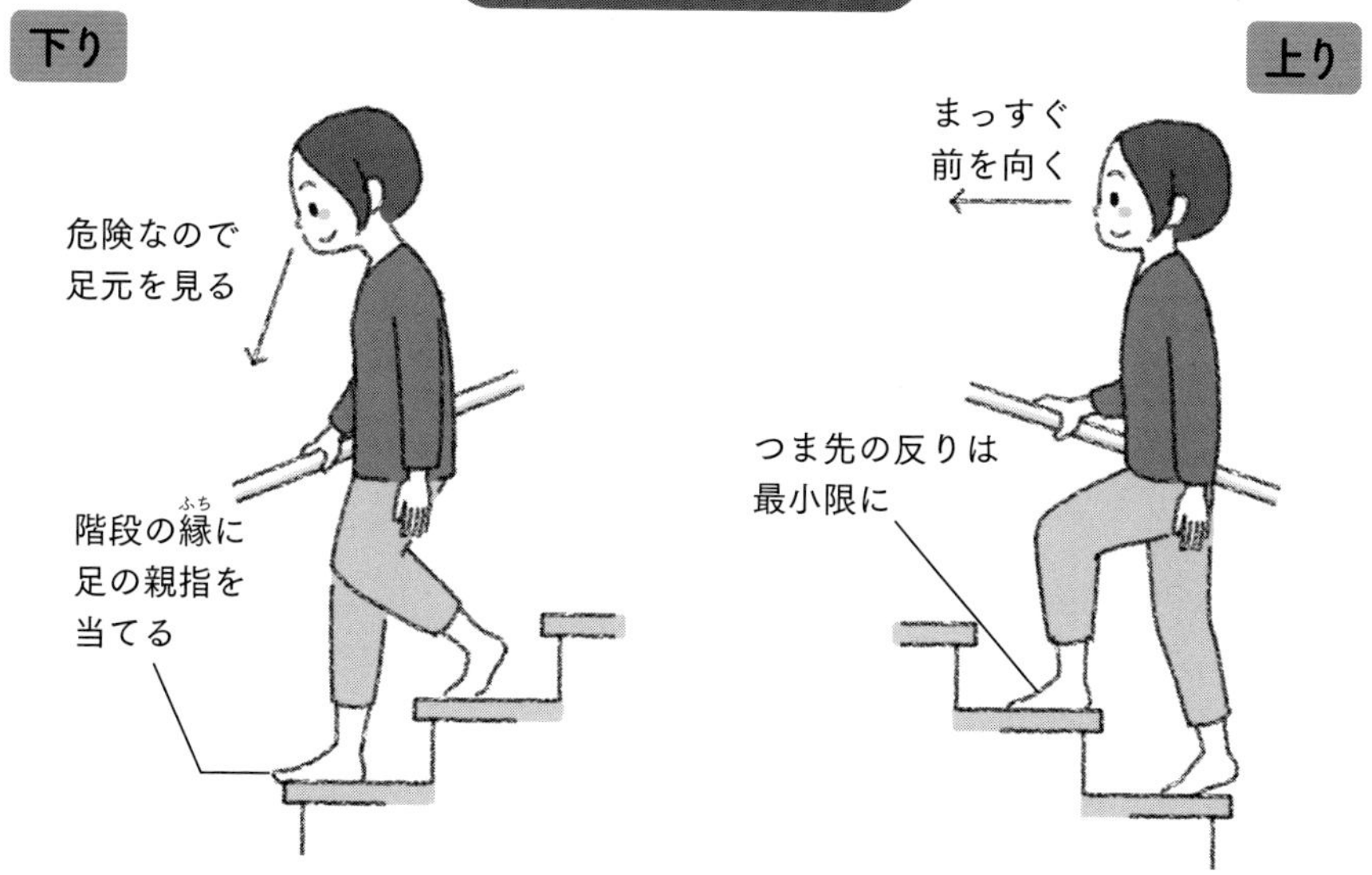
下り
危険なので
足元を見る
階段の縁《ふち》に
足の親指を
当てる
上り
まっすぐ
前を向く
つま先の反りは
最小限に

体にやさしい家事を取り入れましょう

上手に手を抜き、体に負担をかけない家事を

炊事にしても、掃除や洗濯にしても、しびれ症状があるときには家事の際のさまざまな姿勢や動作が大変つらいものです。つらさを我慢してがんばるより、便利につかえるものはつかって、手・指、首、腰を酷使しない工夫をしましょう。

たとえば包丁を握るのがつらいなら、あらかじめ切ってあるカット野菜や冷凍の素材を活用して、上手に手を抜く方法もあります。切る作業は「うつむき姿勢」にもなるので、カットしてあるものをつかえば、その分うつむきの回数を減らせます。

炒め物や煮物をするときは菜箸《さいばし》ではなく、木べらをつかう方が手指に負担をかけません。木べらで混ぜるようにすればフライパンや鍋を振らなくても済み、やはり体への負担を減らすことができます。

立ったままできる、首を頻繁に動かさずに済む工夫を

掃除機も、コードレスのスティック型掃除機にすることで、立ったまま掃除ができます。今は軽量ながら集塵力《しゅうじんりょく》の強い、充電式タイプのスティック掃除機もあります。充電式ならコードをコンセントに差し込む必要がないため、屈んで立つ動作もしなくて済みます。

ちょっとした汚れぐらいなら掃除機をつかわずに、つかい捨てのペーパーシートをかぶせるフローリングワイパーで済ませる方法もあります。

また洗濯では、洗濯物を干す時が注意ポイントです。物干し竿《ざお》が高い位置にあると、上を見上げる動作が必要となり、何度も頭を上げ下げすることになります。首から来ているしびれ症状があるときに、こうした動作を何回も繰り返すことはよくありません。手を伸ばして洗濯物を干す動作も腰を反らすことにつながり、腰にも負担がかかります。

物干し台や物干しハンガーは、高さの低いものに変えるなどして、首や腰を動かさなくてよい工夫をしましょう。

しびれを減らすための食生活

体の組織を守る、修復してくれる栄養素を積極的に

食生活では骨、筋肉、靭帯《じんたい》、軟骨、神経などの組織を保つ、あるいは修復してくれる栄養素を積極的に摂《と》りましょう。

しびれ症状がある方に私がとくにお勧めしたいのが、青魚に含まれるＤＨＡ（ドコサヘキサエン酸）とＥＰＡ（エイコサペンタエン酸）の2つの脂肪酸です。これらの脂肪酸には脳の働きを高め、神経機能を維持したり、血液の流れをよくしたりする働きがあります。イワシ、サンマ、サバといった青魚には脂肪酸が豊富に含まれていますので、しびれがある方は、青魚をつかった食事をしばらく続けてみるのもよいと思います。脂肪酸は酸化スピードがはやいので、調理後は時間を置かずに食べるようにしましょう。

薬剤としても処方されているビタミンB12

もうひとつ積極的に摂取していただくとよいのがビタミンB12です。ビタミンB12には神経細胞の中の脂質を分解・合成してタンパク質に変える働きがあるとされています。それによって傷《いた》んだ末梢神経が修復されることから、末梢神経障害の治療薬としても処方されています。

ビタミンB12は葉酸と一緒に摂取することで働きを一層高めることもわかっています。ビタミンB12は、青魚、牛・鶏・豚のレバー、シジミ・アサリ・カキ・赤貝といった貝類、チーズなどの乳製品に豊富です。牛・鶏・豚のレバー、チーズには葉酸も含まれています。

このほかに葉酸が豊富な食材としてはブロッコリー、ホウレンソウ、アスパラガス、モロヘイヤなどの野菜があります。

また鶏の軟骨や手羽先、カレイやヒラメなどゼラチン質の多い食材に含まれるコラーゲン、牛のすじ肉やハツ、鶏の皮、小魚などに含まれるエラスチンも、加齢によって減りがちな軟骨や靱帯の組織の修復に役立ってくれます。

シニア女性には必須の栄養素がカルシウム

骨を構成する成分がカルシウムです。食品から摂取したカルシウムは、生命維持のために少量がつかわれ、残りは骨に蓄えられて骨の形成に利用されています。骨は日々、形成と破壊を繰り返して絶えずつくり替えられているのですが、血液中にカルシウムが少なくなると、骨のカルシウムを流出させて不足を補おうとします。そのため外から摂取するカルシウムが少なかった場合、骨から溶け出すカルシウムの量が増えて、骨自体の組織がもろくなっていきます。

背骨を構成する椎骨《ついこつ》も弱まり、結果的に背骨の変形や圧迫骨折を招いて、しびれ症状を起こす病気につながっていきます。

更年期に入った女性はとくに、エストロゲンの減少と共に骨密度の低下も始まります。したがって、より意識してカルシウムを摂取する必要があります。

牛乳やヨーグルト、チーズなどの乳製品、ヒジキ、桜エビ、ワカサギやしらす干しといった小魚類、木綿豆腐といった、カルシウムが豊富に含まれている食材を積極的に日常メニューに取り入れましょう。

イソフラボンで女性ホルモンを補う

もうひとつ、シニア女性に意識していただくとよいのが体質改善に活用できる漢方や、大豆イソフラボンを取り入れることです。中でも腸内細菌の働きで大豆イソフラボンからつくられる「エクオール」という成分は、女性ホルモンと酷似した働きをし、エストロゲンと同じように機能してくれることが知られています。

女性ホルモンには血管の柔軟性、軟骨の代謝促進、関節・腱のしなやかさ、骨密度を高めるといった役割があることは先述しました。それが失われることも女性のしびれ症状と関係しています。急激に減少していくエストロゲンの補給という意味で、大豆イソフラボンが豊富な大豆製品を食べることも意識してください。

カルシウムも一緒に摂れる木綿豆腐はお勧めの食材です。大豆製品には豆腐以外にも、油揚げ、厚揚げ、納豆、おから、豆乳などがあります。

豆腐であれば1日3分の2丁（200グラム）、納豆なら1パック（50グラム）、豆乳ならコップ1杯（200グラム）で不足分を補えるとされていますので、食べ飽きないよう、いろいろな大豆製品を少しずつ毎日の食事に加えていきましょう。

良質な睡眠で体をしっかりリカバリーさせましょう

頭や上半身の重みから解放される時間

よい睡眠は心身の健康を保つために不可欠です。背骨を健《すこ》やかに保つうえでも睡眠時間は重要です。首が頭の重みから解放されるのは横になって寝ている時だけ、頭も含めた上半身の重みから腰が解放されるのも寝ている時だけです。

良質な睡眠が十分にとれないと筋肉が休まらず、首や腰の疲れも取れなくなります。したがって、しっかりと寝て体をリカバリーさせましょう。望ましい睡眠時間は8時間が目安です。

よい睡眠には寝具も重要です。布団が柔らか過ぎると、横になった時にお尻が落ち込み、腰椎に負担をかけます。反対に硬過ぎると背骨がまっすぐに伸びてしまいます。敷布団は背骨の生理的なS字カーブが保たれるよう、やや硬めがベストです。

バスタオルをつかった高さ調整

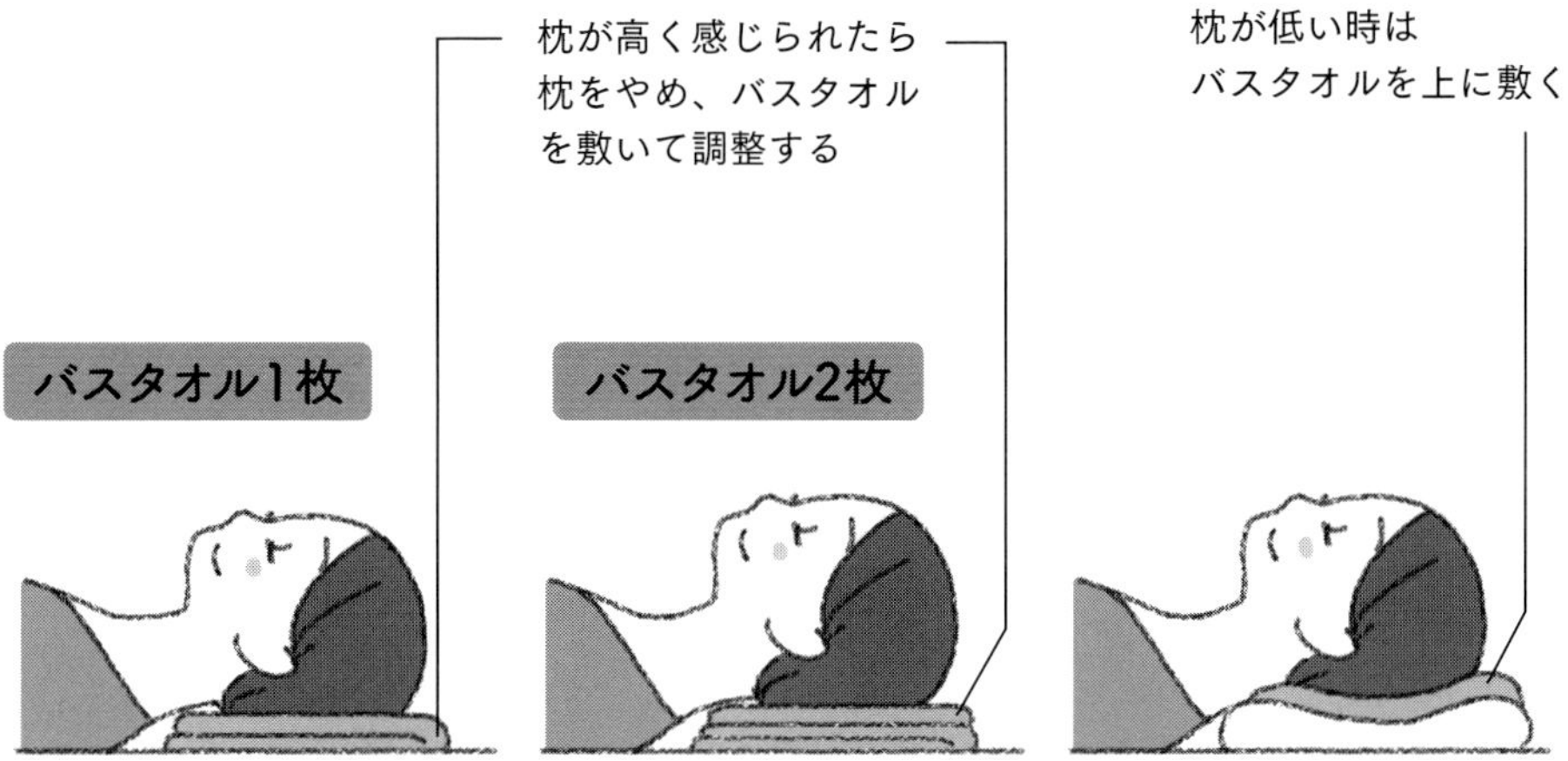
枕が高く感じられたら
枕をやめ、バスタオル
を敷いて調整する
枕が低い時は
バスタオルを上に敷く
バスタオル1枚
バスタオル2枚

首の状態に合わせて枕の高さを調整する

高さが合わない枕をつかっていると、せっかくの睡眠によるリカバリータイムがかえって首や体に負担をかけてしまうことになります。

負担をかけない理想の高さは6～9㎝とされています。首の硬さや状態は季節や疲れ、その日のコンディションによって違うので、首の状態に合った高さを自分で調整してみてください。枕が低い時はバスタオルを枕の上に敷く、高い時は枕をやめて畳んだバスタオルだけにするなど工夫しましょう。

体を冷やさないことも大切なしびれ対策

冷えはしびれを悪化させる

体を冷やすと筋肉の血流が悪くなり、こりやこわばりを引き起こします。筋肉が硬くなると、背骨の変形やゆがみもそのまま固定されやすくなり、症状も改善されません。

体熱をつくって体温を保持してくれるのも筋肉ですから、筋肉の働きが弱まると、体温が上がらず体が冷えるといった悪循環も招くことになります。女性は男性と比べて筋肉量が少ないため、冷えにはとくに注意が必要です。

しびれの症状がなかなかよくならないという方は、体を冷やしてしまっていないかにも意識を向けてみてください。冬はもちろんのこと、夏場も安心はできません。強い冷房や冷たい食べ物、飲み物など、夏には冷えをつくる要素が多いからです。

首を冷やさないための対策を大事に

体の部位の中でも、十分な冷え対策をとってほしいのが首です。首のこりは背骨をゆがませる出発点となるため、首まわりを冷やさないことは症状を悪化させないうえでも重要です。次のような点に気をつけて、首を冷えから守りましょう。

●濡れた髪はすぐに乾かす

ロングヘアの方は、洗髪後の髪を濡れたままにしていると首を冷やすことになります。ドライヤーで乾かす習慣をつけましょう。

●ショールやネックウォーマーで首を覆う

冬はマフラーやネックウォーマー、肩まで覆《おお》うことができる大判のショールなどで首元の保温を。夏場もクーラーによる冷えを避けるため、ショールやタオルマフラーなどで首を保護しましょう。

●半身浴より全身浴

半身浴は肩から首を冷やします。バスタブには首までしっかりつかりましょう。全身浴で体の芯から温めるようにしてください。

心を穏やかにする工夫を

うつ状態はしびれの症状を強くする

慢性的なしびれや痛みがあると、常に症状に悩まされ、それだけでストレスになります。思うように動けないことで気持ちも落ち込みがちになるでしょう。

しかし、つらい症状があることにこだわってしまうと、思考もネガティブになり、ますます症状が悪化するといった負のサイクルに陥りやすくなります。

「この症状は一生続くのか」「何かあったらと思うと怖くて出かけられない」「どうして自分だけがこんな思いをするのか」など、不安や怒りのマイナス感情でストレスが強くなると、うつ状態にもなります。

うつ状態は心身を緊張させ、知覚神経が過敏になることでしびれの症状を強めることもわかっています。しびれは心の状態にも左右されるのです。

「STRESS」を忘れずに

気持ちが晴れないと家に閉じこもりがちになり、抑うつも進んでいきます。体を動かさないことで筋力も低下していきます。つらい症状からはやく回復するためにも、マイナス感情やストレスから気持ちを切り替えることが大切です。私は患者さんたちに「ストレスはSTRESSで解消しましょう」と話しています。

S…スポーツ（運動・散歩）
T…トラベル（旅行・外出）
R…レクリエーション（娯楽）／レスト（休息）
E…イーティング（食事）
S…スリーピング（睡眠）／スマイル（笑顔）
S…シンギング（歌）／スピーキング（話す・会話）

気持ちが落ち込んだときは、このいずれかに取り組んで気持ちを前向きにし、楽しく穏やかに日々を過ごしていきましょう。心が元気になれば、しびれの症状もはやく改善されていきます。

参考文献

わかさ夢ＭＯＯＫ20『手足のしびれ・神経痛　いとも簡単に速消えた！　神経若返り１分体操』（わかさ出版）
わかさ夢ＭＯＯＫ『腰と首の脊柱管狭窄症に絶対勝つ！　あっと驚く自力克服道場』清水伸一著（わかさ出版）
わかさ夢ＭＯＯＫ『Dr.清水式　脊柱管狭窄症　部位別　症状別　生活場面別　ベスト体操ハンドブック』清水伸一著（わかさ出版）
『しびれが気になるときに読む本』星野雄一監修（小学館）
『図解・手足のしびれをスッキリ解消させる！　最新治療と予防法』平林洌監修（日東書院）
『女性のつらい指先の変形・痛みは自分で防ぐ！　改善する！』富永喜代著（ＰＨＰ研究所）